呵护您的身体

骨与关节损伤康复指南

Orthopaedic Rehabilitation Guide

余　斌　主审

Marc Maegele　朱立军　主编

广州新华出版发行集团

广州出版社

图书在版编目（CIP）数据

呵护您的身体：骨与关节损伤康复指南/Mar Maegele，朱立军主编. —广州：广州出版社，2018.9

ISBN 978-7-5462-2738-2

Ⅰ. ①呵… Ⅱ. ①M…②朱… Ⅲ. ①骨科学—外科手术—指南②骨疾病—康复医学—指南 Ⅳ. ①R68-62

中国版本图书馆CIP数据核字（2018）第032248号

书　　名 呵护您的身体——骨与关节损伤康复指南
Hehu Nin de Shenti Gu yu Guanjie Sunshang Kangfu Zhinan
出版发行 广州出版社
（地址：广州市天河区天润路87号9楼、10楼
邮政编码：510635　　网址：www.gzcbs.com.cn）
责任编辑 杨朋云
责任校对 李少芳
印刷单位 广州市快美印务有限公司
（地址：广州市白云区广从五路410号1楼103房　邮政编码：510545）
规　　格 787毫米 ×1092毫米　1/16
印　　张 15.625
字　　数 200千
版　　次 2018年9月第1版
印　　次 2018年9月第1次
书　　号 ISBN 978-7-5462-2738-2
定　　价 88.00元

编委名单

主　审

余　斌　教授、主任医师、医学博士，南方医科大学南方医院创伤骨科

主　编

Marc Maegele　教授、医学博士，Cologne-Merheim Medical Center，Private University Witten-Herdecke，Cologne，Germany

朱立军　副教授、副主任医师、医学博士，南方医科大学南方医院创伤骨科

副主编

Bertil Bouillon　教授、医学博士

Christian Probst　医学博士

Wolfgang Shutz　物理治疗师

Cologne-Merheim Medical Center，Private University Witten-Herdecke，Cologne，Germany

马真胜　医学博士、教授、主任医师，中国空军军医大学西京医院骨科

覃承诃　医学博士、副教授、副主任医师，广东省第二人民医院骨科

黎健伟　医学博士、副教授，南方医科大学南方医院创伤骨科

编辑秘书

马　梁　学士、功能训练师，五维而治健康管理中心

编　委

A. Gossmann　医学博士教授

Holger Bathis　医学博士

Thomas Paffrath　医学博士

Thorsten Tjardes　医学博士

Maurice Balke　医学博士

Marc Banerjee　医学博士

Christian Simanski　医学博士

Sven Shafizadeh　医学博士

Cologne-Merheim Medical Center，Private University Witten-Herdecke，Cologne，Germany

赵　枫　科主任、主任医师、教授，中国人民解放军 180 医院骨科

蔡　斌　科主任、医学博士、副主任医师、副教授，上海交大医学院第九人民医院康复科

林科宇　硕士、康复治疗师，中山医科大学第一附属医院东院区康复科

林庆荣　医学博士、副主任医师、讲师，南方医科大学南方医院创伤骨科

张　晟　医学博士、副主任医师、讲师，南方医科大学南方医院创伤骨科

李娅抒　理学硕士、康复治疗师，中山医科大学第一附属医院东院区康复科

万秉风　运动科学硕士、康复治疗师，广州恒大足球俱乐部

豆勇刚　硕士、康复治疗师，南方医科大学南方医院创伤骨科

王　桔　学士，广州市睿善医疗科技有限公司

邓耀威　学士，广州市睿善医疗科技有限公司

前 言

“照老规矩去办！”

“照老规矩去办！”这句话是什么意思？或者“三分之一是手术，三分之二是康复处理”又是什么意思？谁不熟悉这样的场景：年轻的助手站在那里，一头雾水，不知下一步该如何，年纪大有经验的同事却对他们说：“别烦人，去做就是了。”

确实，每位骨科医生都极为重视康复方案和功能锻炼，因为康复的质量对于整个治疗过程起着关键性的作用。它决定了最终治疗效果以及患者和医生的满意度。然而，很少有被明确定义和书面记录下来的术后处理与康复方案做参考，往往是医生凭着“个人”的直觉来行事。也就是说“跟着感觉走”。

在多年的工作经验基础上，我们在本书中收集了常见骨科、运动医学伤病和手术后的康复方案。“条条大路通罗马”，当然我们不能完全保证这本工具书内容的有效性，更加不能承诺它的全面性。医生始终要关注每个病人的个体差异，并找出相应的方案！这本书中介绍的康复方案和建议对于如何成功实施康复治疗可以起到向导作用。

多年来，德国科隆 Witten/Herdecke（维滕/黑尔德克）大学 Merheim 医院骨科和运动创伤专科医院的医生借助这些方案，有时甚至是全部的照搬，个别案例做了一些调整，均得到了良好的结果。在此期间这些方案又都得到了进一步的改善。在未来的时间里，我们将持续不断地对我们的方案进行添加和改动。若读者发现需要改进或改善之处，敬请告知我们，助我们始终按照骨科和运动医学的最新知识和要求对康复方案进行调整，并让它尽善尽美。

该工具书适合骨科和康复理疗工作的全体人员使用，包括参与护理、理疗和运动疗法阶段的所有专业人员以及负责患者出院后继续对其进行治疗的基层执业医师。对于医学界和大健康的新生力量，希望这本工具书可以在您繁忙的日常工作外，为您提供有意义的陪伴和实用性的支持。

本书也适合骨科和运动医学患者及其家属参考，医生和康复治疗师都是外在因素，康复归根到底还是患者自己的事，如果患者不理解康复治疗师的意思会影响康复的效果。对于养病期间探索伤病康复过程的患者，本书犹如探险者手中的地图。我们希望本书给出的治疗步骤可以为患者的主要创伤和术后状态的处理提供参照，能够帮助他们顺利康复，取得满意的效果。

Marc Maegele

科隆，2018 年 9 月

目　录

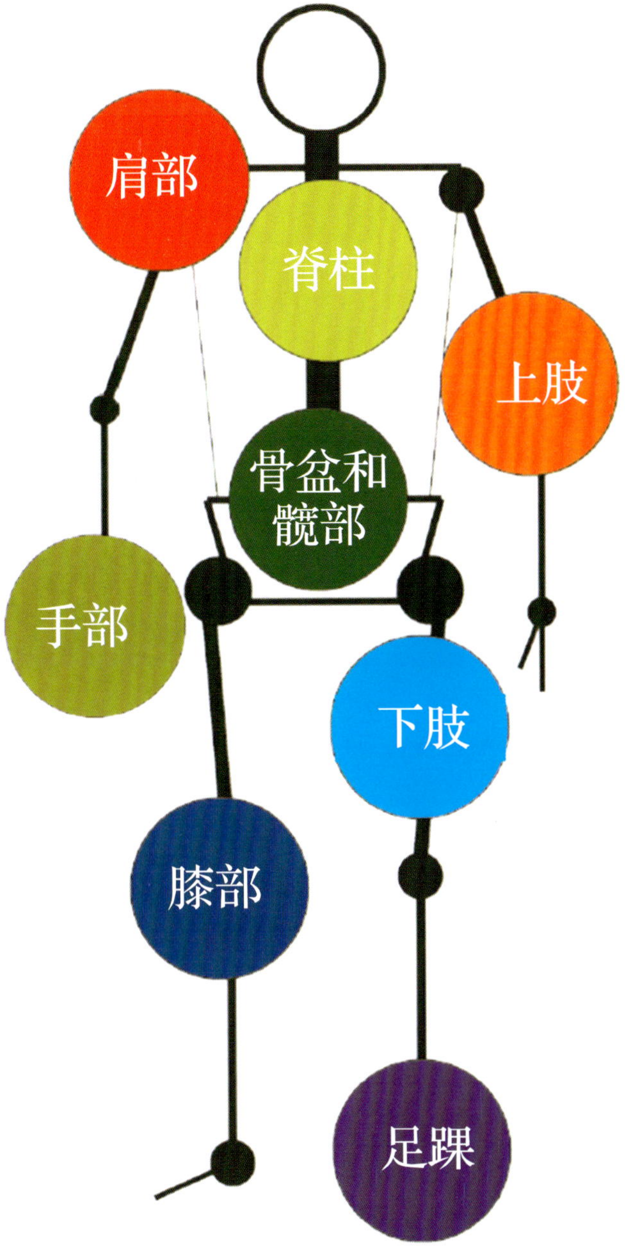

肩部
脊柱
上肢
骨盆和髋部
手部
下肢
膝部
足踝

第一章

肩部

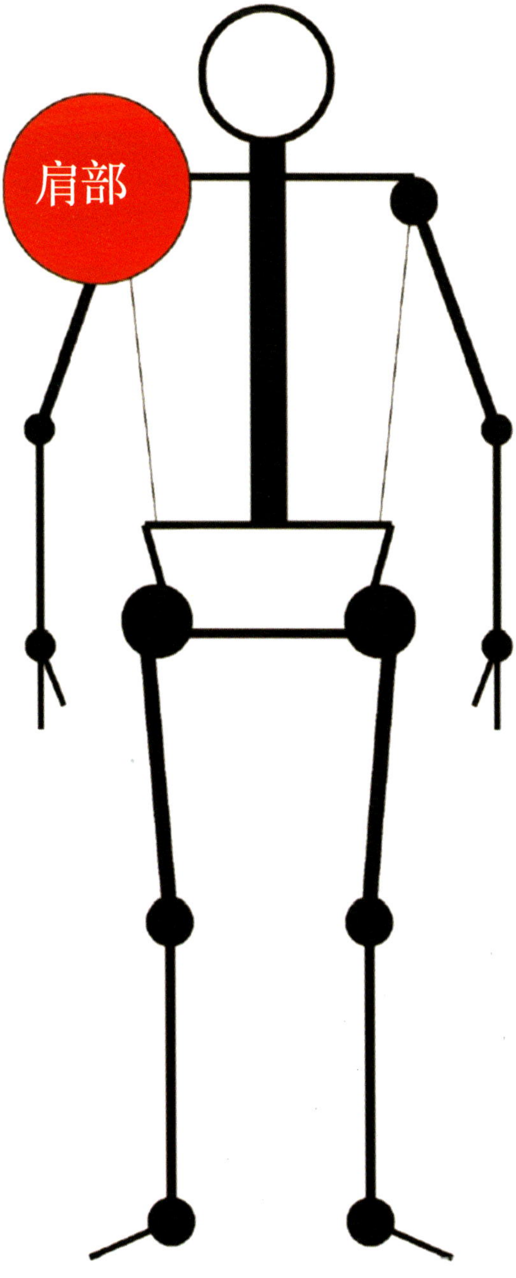

1 肩锁关节脱位，保守治疗

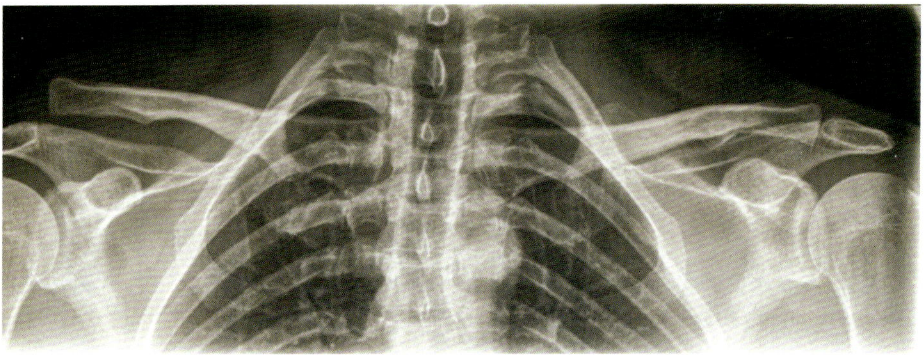

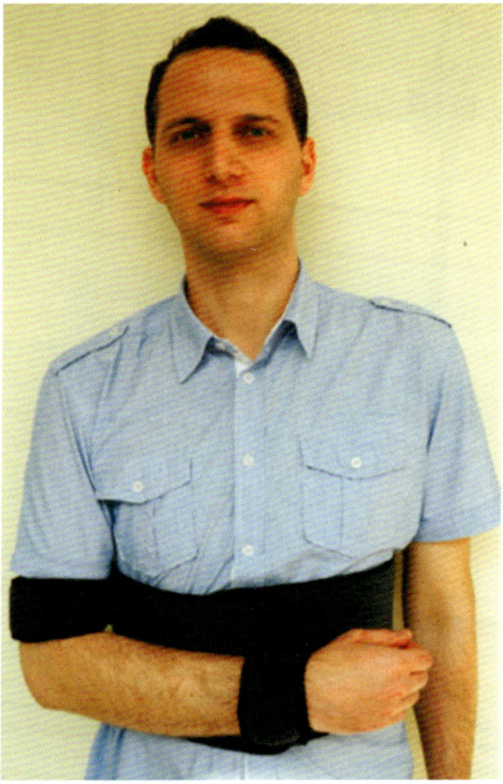

伤后时间	措施
受伤当天	用石膏绷带或手臂支具固定 2 周
第 1 天	在石膏绷带或手臂支具支持下做等长收缩运动练习，手指和肘部锻炼 **提示：**6 周内不得负重
第 3、7 天	X 线复查
第 1 周	在疼痛程度可接受的范围内，开始进行康复治疗和功能训练：使肩胛骨肩关节外展和前屈的活动范围稳定保持在 60°，伸展 30°，外旋和内旋 40° **提示：**不得进行体育活动
第 2 周	减少使用或拆除石膏绷带（手臂支具）
第 3 周	（1）X 线复查 （2）开始主动助力的康复治疗：肩胛骨肩关节外展和前屈的活动范围增大到 90°，可自由旋转 **提示：**必要时进行水中运动疗法
第 6 周	（1）X 线复查 （2）增加负重
第 9 周	达到完全负重，使活动范围达到最大
3 个月	（1）恢复性训练并增加负重 （2）逐渐恢复身体对抗性运动

2 不稳定型肩锁关节脱位，手术治疗[1]

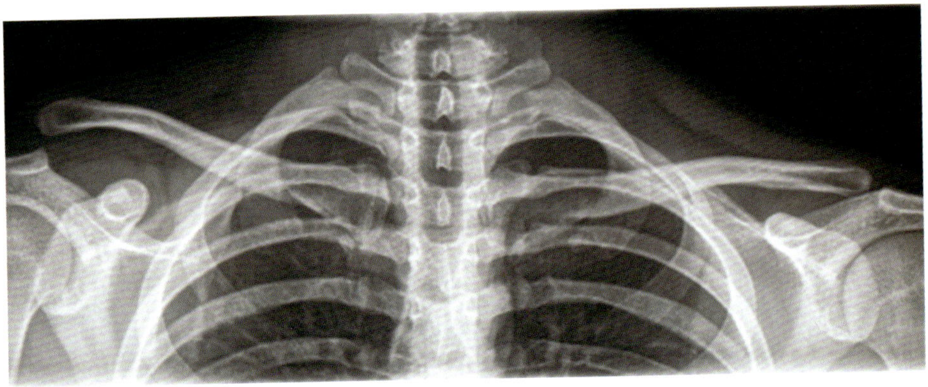

术前

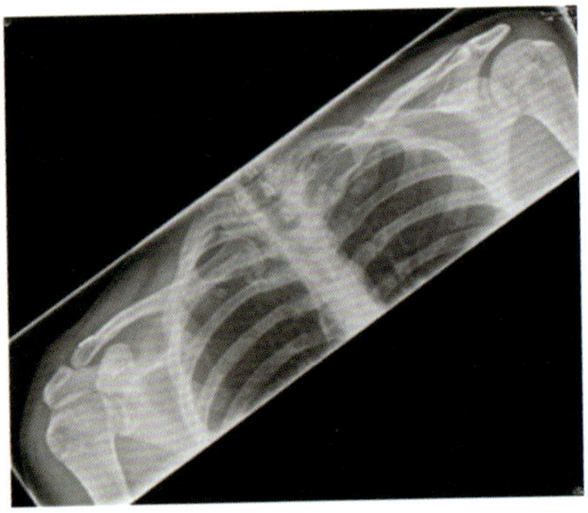

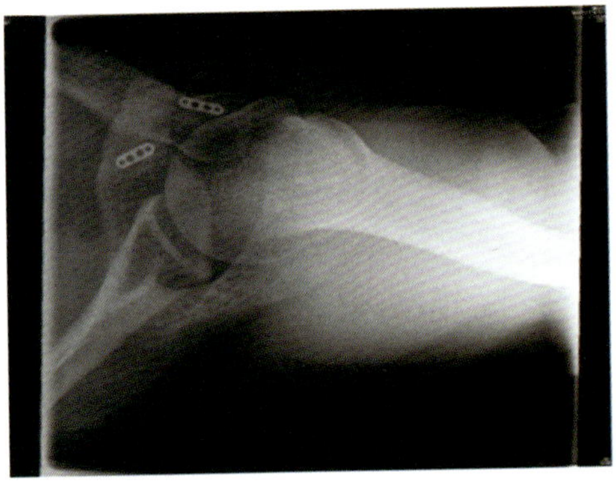

术后

[1] 为固定/重建术。

术后时间	措施
术后	用石膏绷带或手臂支具固定 2 周 **提示：** Weaver-Dunn 手术后需固定 6 周
第 1 天	（1）立即在石膏绷带或手臂支具支持下进行等长收缩运动练习，患肩在无负重的前提下进行疼痛程度可接受的早期功能锻炼 （2）钟摆运动训练，肩胛骨肩关节外展和前屈的活动范围稳定保持在60°，后伸30°，外旋和内旋40°（治疗过程中无疼痛感） **提示：** ①6周内不得负重和运动；②必要时抗血栓治疗
第 7 天	（1）X 线复查 （2）继续进行被动的康复治疗（每周门诊 3 至 4 次） **提示：** 拆除敷料肩胛骨肩关节前可外展至 90°
第 14 天	去伤口敷料，拆线
第 2~3 周	（1）减少使用或拆除石膏绷带或手臂支具 （2）逐渐增加负重，并进行主动的早期康复治疗：使肩胛骨肩关节外展和前屈的活动范围稳定保持在90°，后屈30°，可自由地外旋、内旋；等长收缩运动—向心性训练；有节奏的稳定性训练 **提示：** 直至拆除敷料
第 3~6 周	（1）X 线复查 （2）第 3 周起开始水中运动疗法 （3）第 6 周起逐渐增加负重，所有平面的主动和被动运动幅度达到最大 （4）向心旋转练习 **提示：** 必要时拆除克氏针
第 9 周	（1）可以活动 （2）在开放 / 封闭系统内做离心 / 向心旋转训练、动态—向心性训练 （3）加强肌肉训练 （4）本体感觉训练
第 12 周	X 线复查
3 个月后	（1）加强身体对抗性运动锻炼和增加负重 （2）自第 6 个月起可以开始投掷运动

3 锁骨干骨折，保守治疗

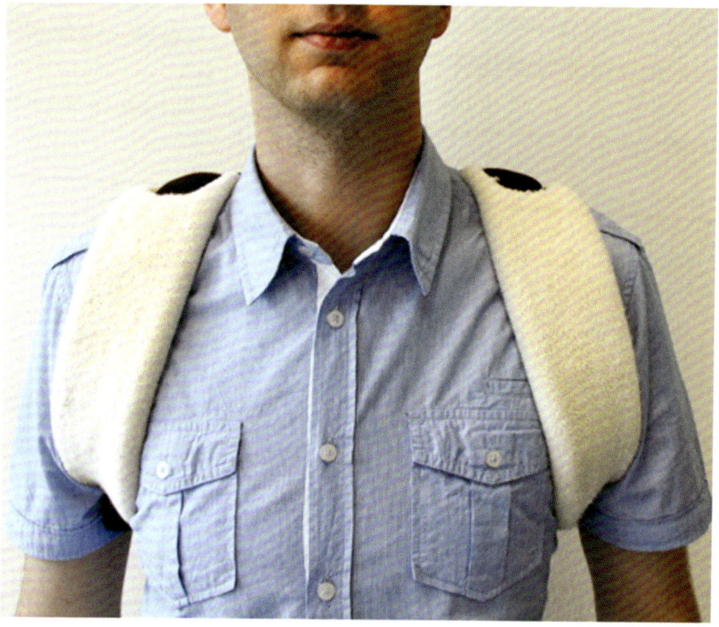

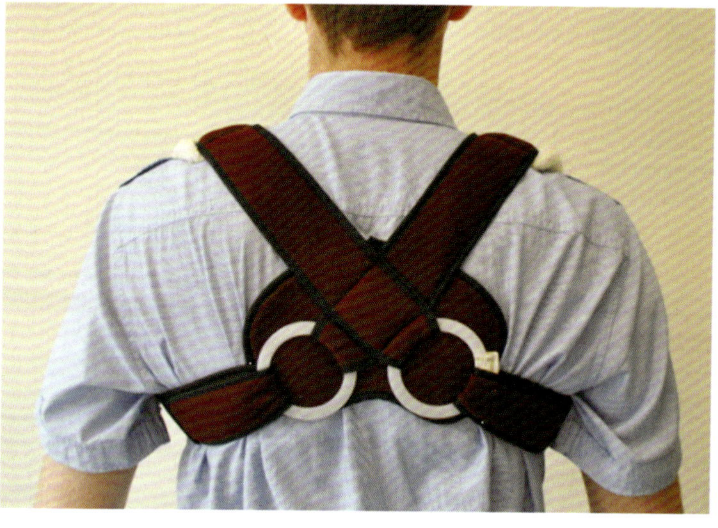

伤后时间	措施
第 1 天	（1）用锁骨固定带固定，松紧合适，避免压迫血管和神经，检查手臂是否麻木 （2）服止痛药，必要时抗血栓治疗 （3）疼痛程度可接受情况下活动手指
第 3 天	疼痛减轻，肘、腕开始等长肌力训练，鼓励肘开始主动屈伸训练，维持肱二头肌、肱三头肌肌力及其功能相关活动 **提示：**用健侧手完成日常生活，不得负重
第 1 周	（1）肩关节保持内收、内旋，避免活动 （2）肘关节维持 90° 屈曲，腕关节、手指可以自由、主动活动 （3）早期疼痛较为严重，避免肩部力量训练 （4）X 线复查 **提示：**用健侧手完成日常生活，不得负重
第 2~3 周	（1）肩关节保持内收、内旋 （2）肩部在疼痛程度可接受的情况下开始轻柔的钟摆运动，三角肌开始等长肌力训练，手指部肌肉开始等张肌力训练 **提示：**用健侧手完成日常生活，不得负重
第 4~6 周	（1）限制外展，如果骨折部位无压痛或运动，X线复查，骨痂形成良好，可去除锁骨固定带 （2）肩部逐渐进行主动活动，肩关节限制外展不超过 80° 和外旋，避免骨折部位的应力，肘关节自由活动 （3）第6周末，开始肩袖肌力训练，减重下钟摆运动，维持手的抓握能力 **提示：**用健侧手完成日常生活
第 6~8 周	（1）避免运动 （2）进行肩部各个平面运动至满意关节活动度 （3）开始肩部抗阻肌力训练
第 9 周	增加肩部抗阻肌力训练 **提示：**患侧可开始较轻的日常活动
第 12 周	（1）增加负重至完全负重，活动范围不受限 （2）根据职业和骨折愈合情况逐步恢复劳动和训练
第 6 个月	恢复正常劳动和运动

4 锁骨干骨折，手术治疗

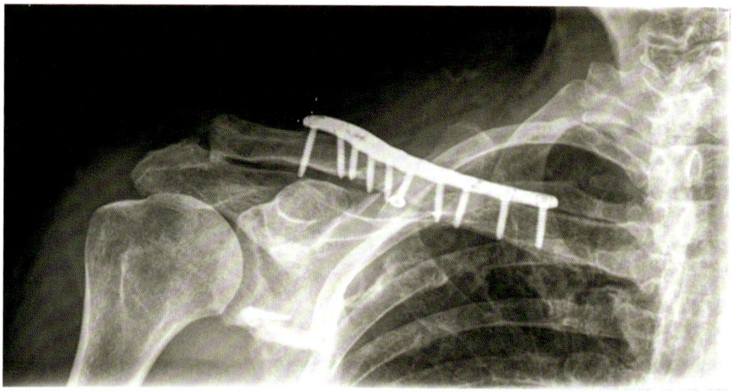

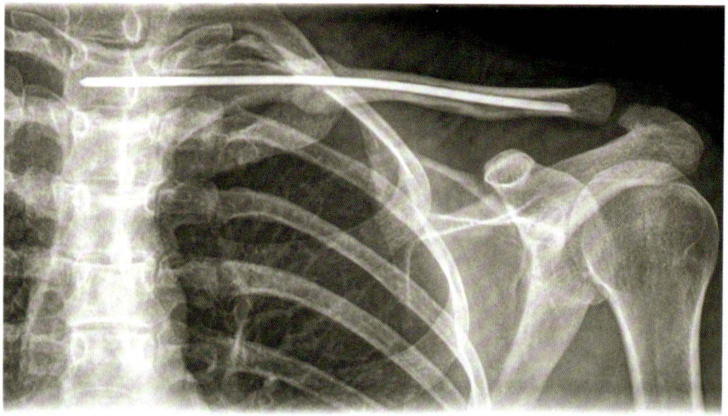

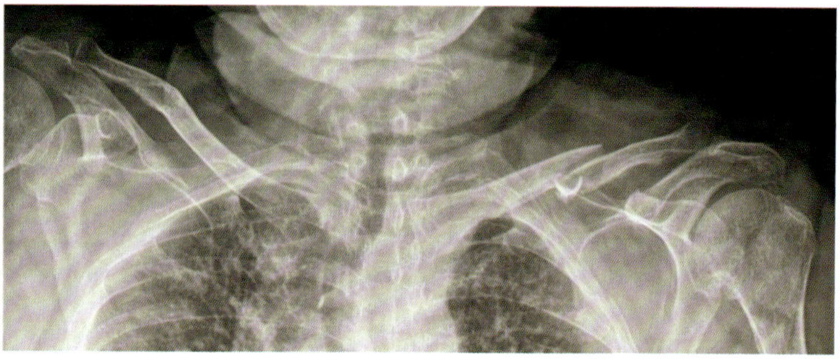

术后时间	措施
第 1 天	开始功能锻炼，肩胛骨肩关节外展最大至 90° 提示：不得负重
第 7 天	（1）X线复查 （2）继续功能锻炼，肩胛骨肩关节外展最大至90° （每周门诊复查1次）
第 14 天	去伤口敷料，拆线
第 3 周	（1）X 线复查 （2）继续功能锻炼，加强运动 提示：必要时可根据 X 线片诊断结果逐步加大负重
第 6 周	（1）X 线复查 （2）增加负重至完全负重，活动范围不受限 （3）根据职业和骨折愈合情况逐步恢复劳动和训练
第 12 周	X 线复查 提示：如条件允许，由主刀医生决定何时手术取出内固定材料

5 锁骨远端骨折，手术治疗

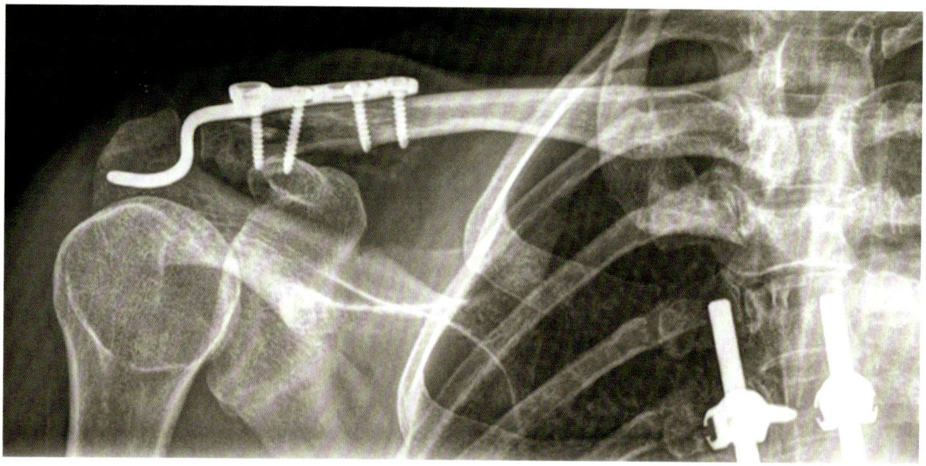

术后时间	措施
第 1 天	开始功能锻炼，肩胛骨肩关节外展最大至 90° **提示：**不得负重，每周门诊复查 1 次
第 7 天	（1）X 线复查 （2）继续功能锻炼，肩胛骨肩关节外展最大至 90°，直至拆除敷料
第 14 天	去伤口敷料，拆线
第 3 周	（1）X 线复查 （2）继续功能锻炼，肩胛骨、肩关节外展最大至 90°
第 6 周	（1）X 线复查 （2）继续功能锻炼，逐步增加负重至完全负重，活动范围不受限
第 12 周	X 线复查 **提示：**如条件允许，由主刀医生决定何时手术取出内固定材料

6 肩胛骨骨折，切开复位内固定治疗

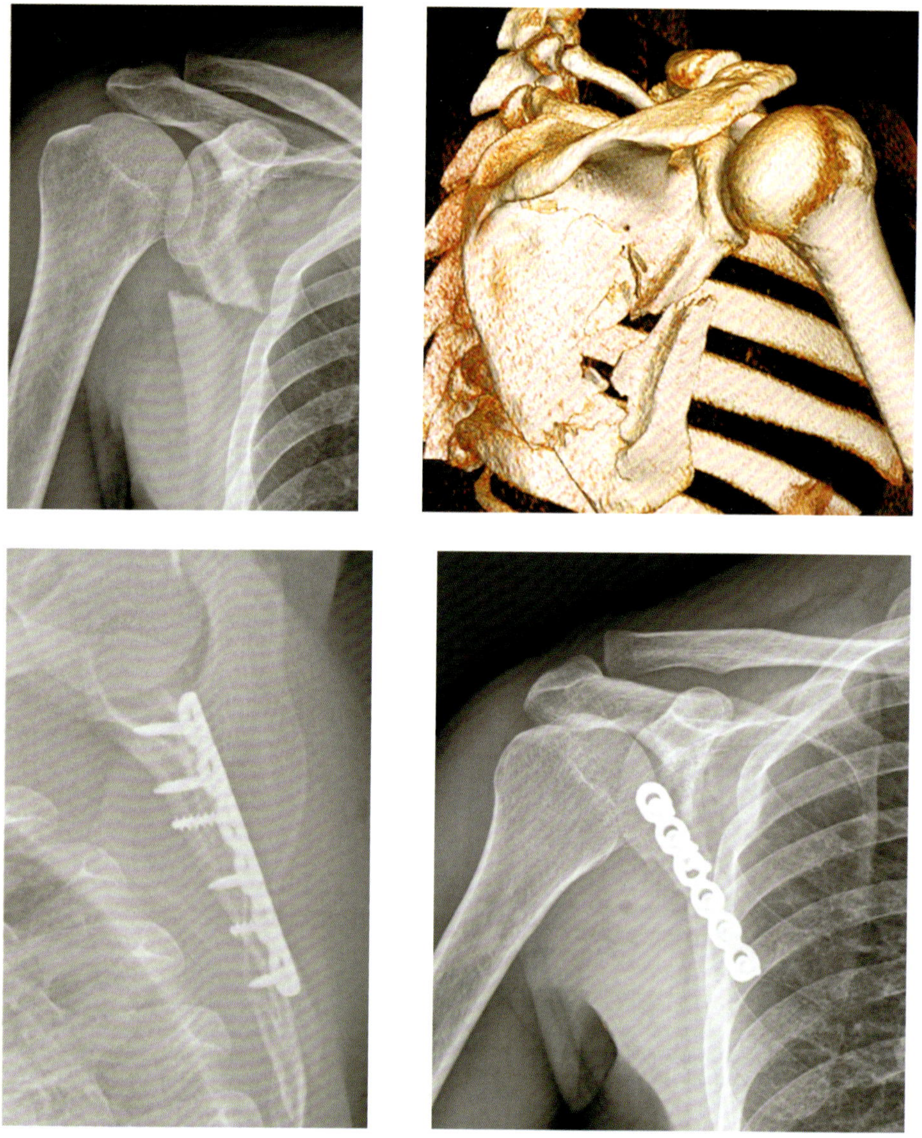

术后时间	措施
受伤当天	使用 Gilchrist 石膏绷带或手臂支具固定 3 天，用于制动镇痛 **提示：**最多保持 1 周
第 1 天	（1）开始手指 / 手部练习 （2）谨慎开始钟摆练习 **提示：**6 周内不能负重
第 7 天	（1）X线复查 （2）减少使用Gilchrist石膏绷带或手臂支具（如有必要，也可以从第3天后开始） （3）开始进行一些助力运动
第 3 周	（1）X 线复查 （2）加强助力运动
第 6 周	（1）X 线复查 （2）增加负重 **提示：**第 8 周后可自由活动
第 3 个月	可以进行体育活动、恢复性训练
第 6 个月	第6个月起可以进行身体对抗性运动和一些竞技体育，如：上举过头锻炼

7 肩关节前脱位，保守治疗

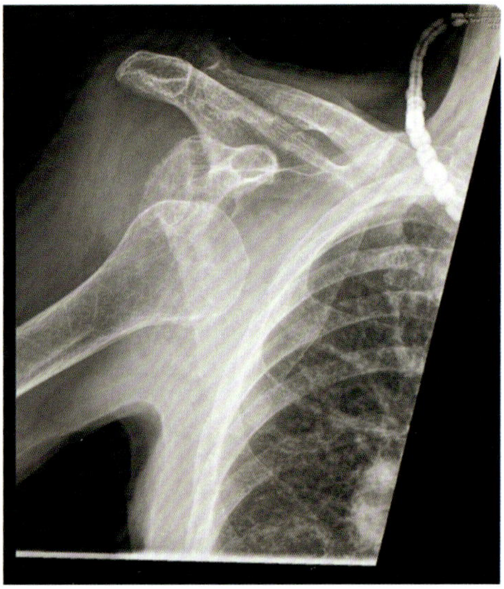

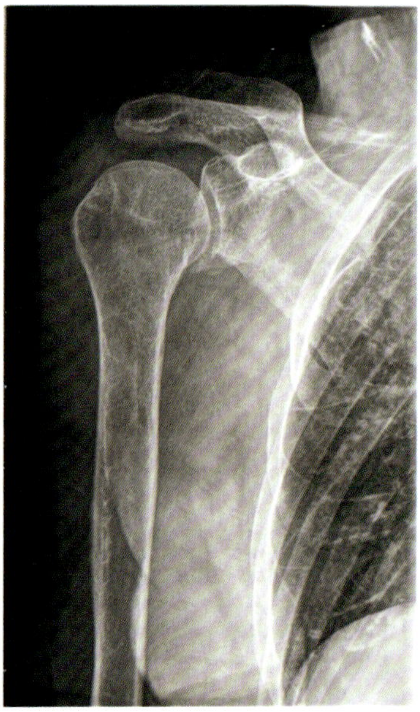

术后时间	措施
受伤当天	复位后，使用石膏绷带或手臂支具固定，一般固定 10 天 **提示：**①6 周内不得后伸，不得负重；②对于习惯性脱位者，可以较早地开始被动运动
第 1 天	（1）手臂 / 手指练习 （2）等长收缩运动 （3）肩胛骨被动运动和稳定性训练
第 3 天	开始主动助力运动练习 **提示：**6 周内肩胛骨肩关节前屈和外展至最大 90°、外旋至 30°
第 10 天	减少使用或拆除石膏绷（手臂支具）
第 6 周	增加负重，主动运动范围达到最大 **提示：**对于习惯性脱位者，持续负重不得超过 10 kg
第 3 个月	进行身体恢复性训练

8 肩关节后脱位，保守治疗

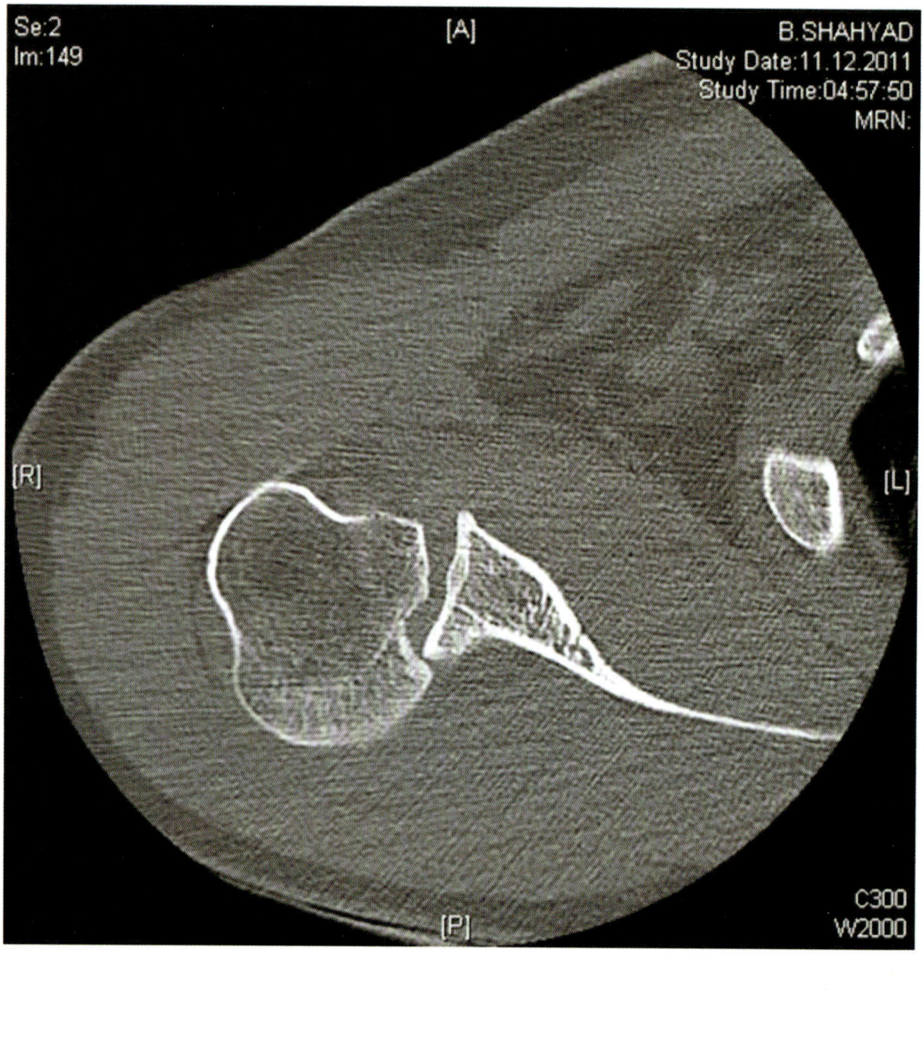

伤后时间	措施
受伤当天	复位后，使用 Gilchrist 石膏绷带或手臂支具或 20° 的外展枕固定，一般维持 14 天，肩胛骨、肩关节保持自然旋转状态 **提示：** 对于习惯性脱位者，不得进行固定
第 1 天	（1）腕部 / 手指练习 （2）等长收缩运动 （3）肩胛骨被动运动和肩胛骨稳定性训练 **提示：** 对于习惯性脱位者，进行肩胛骨居中练习，持续负重不得超过 10 kg
第 3 天	开始主动助力运动练习，肩胛骨、肩关节前屈和外展至最大 90°、外旋至 30° **提示：** 不得强制内旋，6 周内不得负重
第 14 天	减少使用或拆除 Gilchrist 石膏绷带或手臂支具
第 6 周	逐渐增加负重 **提示：** 在第 8 周前主动运动范围可以达到最大
第 3 个月	重新开始身体对抗性运动和一些竞技运动

9 关节镜下修复肩关节前下盂唇损伤（Bankart）

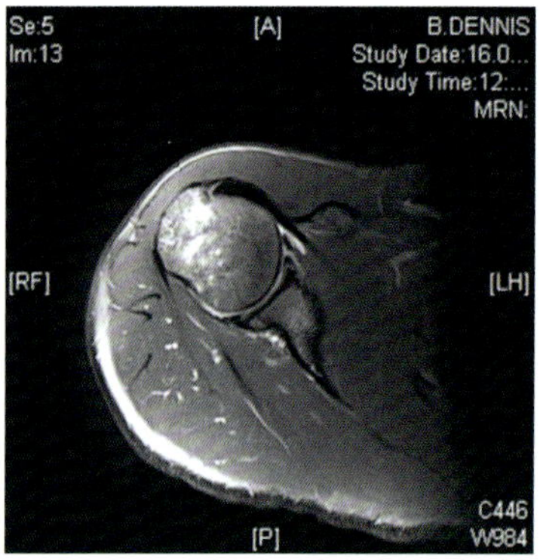

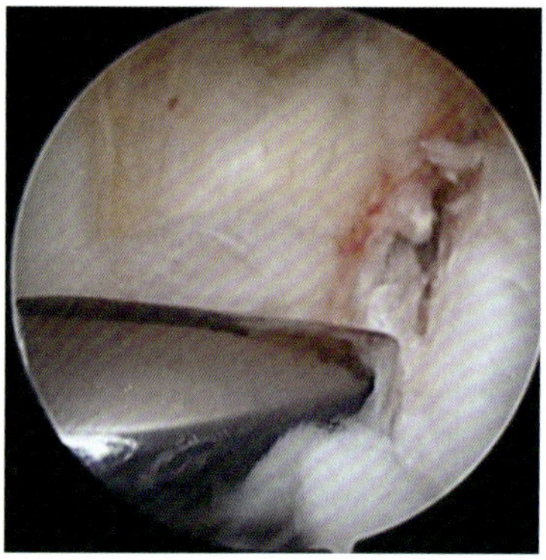

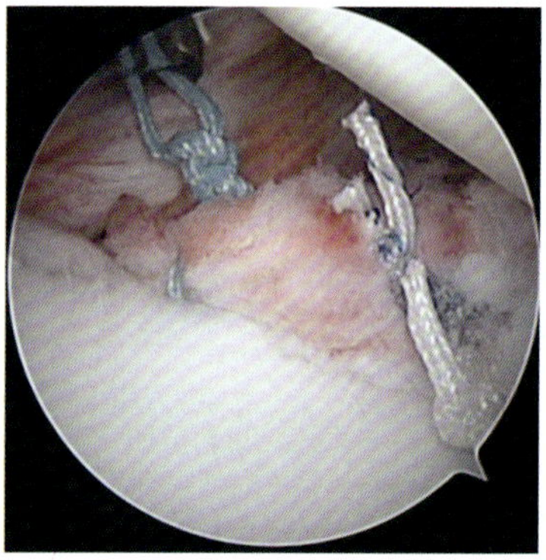

术后时间	措施
术后	佩戴Gilchrist石膏绷带或手臂支具 **提示：**日夜持续固定3~4周（由主刀医生决定）
第1天	（1）上臂垫枕（可用外展60°/前屈30°的肩外展枕），肩胛骨肩关节在Gilchrist石膏绷带或手臂支具支持下可开始进行疼痛程度可接受的早期功能锻炼（30°前屈和外展），内收至中立位（即0°位） （2）活动肩胛骨，前臂进行PNF（本体感觉神经肌肉促进疗法）反向（屈曲）运动 （3）姿势训练 （4）进行抗血栓治疗 **提示：**可自由内旋，不得进行外旋和后伸

（续表）

术后时间	措施
第3~4周	（1）减少使用或拆除Gilchrist石膏绷带或手臂支具 （2）借助短杠杆被动进行疼痛程度可接受的康复训练：关节镜术后外旋到中立位0°；切开术后外旋到30° （3）肘腕的主动活动度练习，握拳练习，肩带肌等长练习，三角肌无痛等长练习 **提示：**内旋角度不限制，不得进行外旋和后伸
第4~6周	（1）减少使用Gilchrist石膏绷带或手臂支具，逐渐中止制动（由手术医生决定，必要时，只在晚上使用），继续促进愈合 （2）借助短杠杆进行辅助性功能锻炼：关节镜术后肩胛骨、肩关节外旋达45°，前屈达120°；切开术后肩胛骨、肩关节外旋达60°，前屈达145° （3）开始恢复肩胛及肩袖的力量，继续进行AAROM（助力关节活动度）前屈：体操棒练习、滑轮练习 （4）继续进行AAROM外旋：体操棒练习、水疗（根据需要而定）、仰卧位手法稳定练习、治疗球肩胛稳定练习、内外旋等张练习 **提示：**避免过度牵拉前关节囊，避免肩袖炎症
第7周	（1）逐渐增加负重，直至完全负重 （2）所有平面均可自由活动（按照前屈、外展、外旋的顺序进行），先被动后主动 （3）向心旋转训练 （4）肩胛骨被动运动 （5）指导下独立锻炼（弹力带） （6）仰卧位手法稳定练习 （7）治疗球肩胛稳定练习 **提示：**必要时进行水中运动疗法
第9周	（1）加强肌肉训练 （2）本体感觉训练 （3）在封闭系统内进行离心/向心旋转训练 （4）在开放/封闭系统内进行动态–向心性训练
第3个月	（1）恢复肩关节全范围活动度、正常的肩肱节律、柔韧性，上肢肌力达到5/5级，开始恢复上肢的耐力 （2）在可耐受范围内继续进行前屈和外旋的AAROM练习，开始内旋的AAROM练习 （3）渐进性肩带肌力训练(包含闭链练习），开始在改良中立位进行内外旋等张练习（无痛下），开始背阔肌力量训练（可耐受下进行），开始肩胛平面上举（强调正确的肩盂节律），开始肱骨头稳定练习（如果有充足的力量及关节活动度），如果内外旋肌力达到5/5级，开始PNF训练，开始整个上肢的柔韧性练习，需要时进行理疗、体位感觉训练，在封闭系统内做离心/向心旋转训练、动态–向心性训练、特殊运动训练
第4个月	第4个月起可做上举过头锻炼
第8个月	第8个月起，进行身体对抗性运动

10 关节镜下肩峰成形术[1]

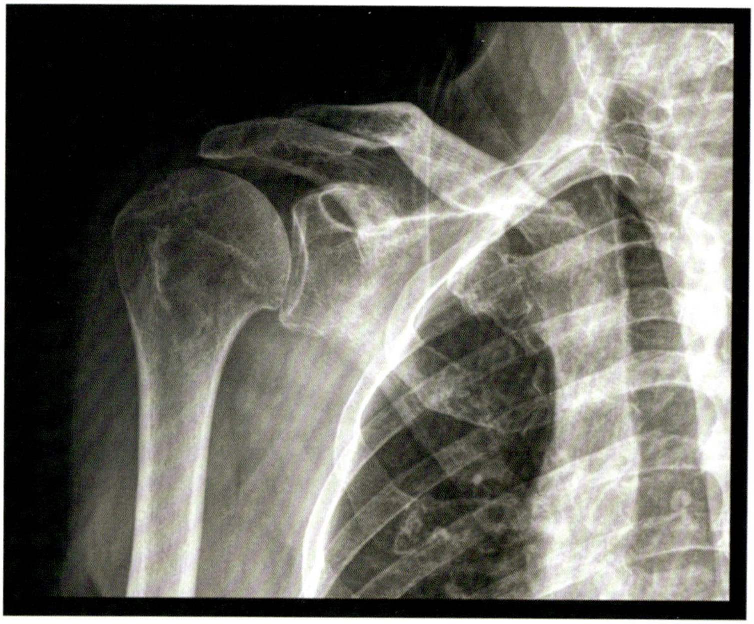

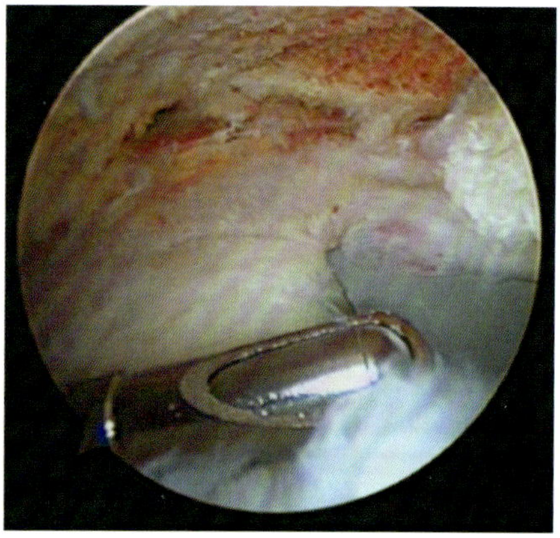

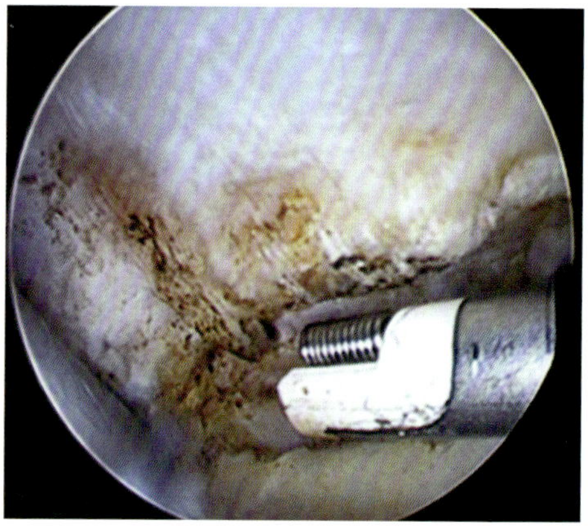

[1] 此手术包括肩峰下减压术、关节镜下/开放式肩锁关节成形术、钙化灶摘除。

术后时间	措施
术后	使用石膏托或手臂支具固定 3 天，以制动镇痛 **提示：**必要时，在术前将镇痛导管插入斜角肌间隙
第 1 天	（1）枕头垫高 （2）消肿 （3）进行抗血栓治疗 **提示：**在盂肱关节居中前提下进行疼痛程度可接受的早期功能性锻炼：活动肩胛骨、对附近关节进行锻炼和抬臂运动或姿势训练等长收缩运动
第 1 周	减少使用或拆除石膏托或手臂支具
第 14 天	去伤口敷料，拆线
第 3 周	（1）增加主动练习，肩膀获得自由活动功能，在所有运动方向上可平滑地被动运动，不得进行长力臂的抗阻运动 （2）进行离心 / 向心旋转锻炼，三角肌 / 肩胛骨稳定训练
第 6 周	（1）在无阻力情况下，可以从事一些中等负重的、中等难度的体力活动 （2）尝试上举过头锻炼
第 12 周	可以进行稍沉重的体力活动和身体对抗性运动

11 肩袖（冈上肌腱）断裂，手术修复/重建

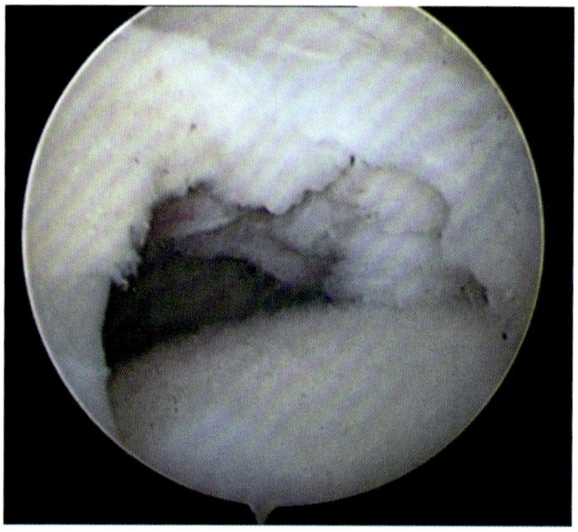

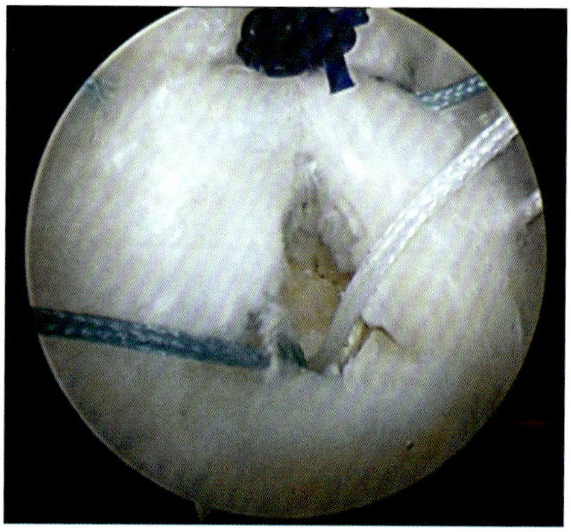

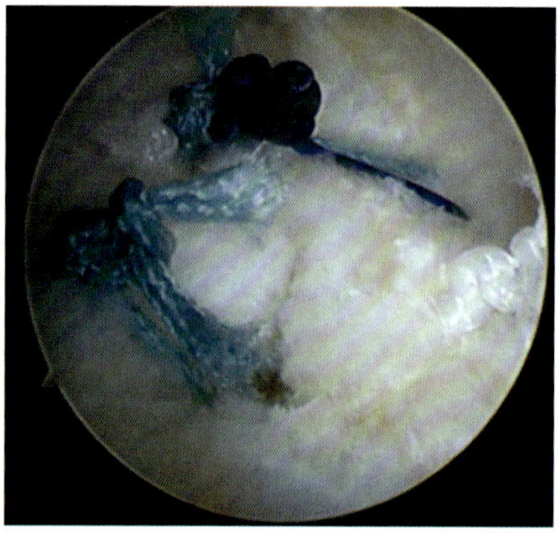

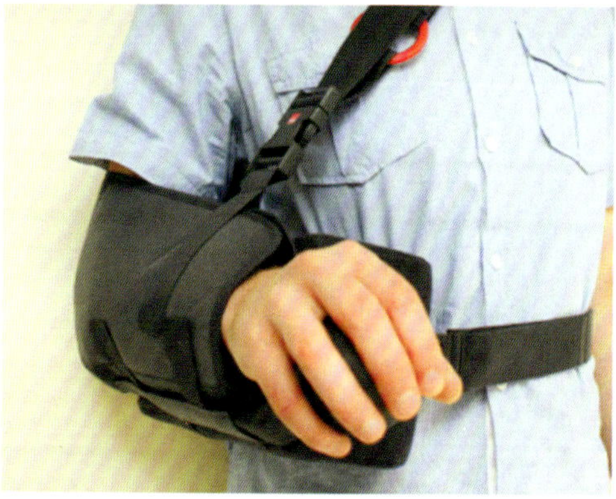

术后时间	措施
术后	（1）佩戴外展枕达 6 周（避免牵拉，不得后伸），必要时使用石膏托或手臂支具 （2）在行肱二头肌长头肌腱固定术情况下，6 个月内肘部不得抗阻力牵引拉伸 （3）保护手术修复部位，减轻疼痛 / 炎症反应
第 1 天	健肢一侧进行活动，引导下借助短杠杆和手的抓握，开始进行早期功能锻炼：肩胛骨、肩关节前屈和外展至60°，不得外旋、内旋；［前臂进行PNF（本体感觉神经肌肉强化）反向（屈曲）助力运动、姿势训练等长收缩运动］
第 3 周	（1）在训练之外保持悬带制动。逐渐增加肩关节被动活动度：外旋达到 30°，内旋达到 45°，前屈达到 90° ~120° （2）禁止主动活动手术侧的肩关节，但可轻柔自行活动肩以下部位 （3）肩胛骨 / 肩胛带被动运动，矢状面独立摆动 **提示：**避免超出手术医生规定的关节活动范围，不得进行抗阻力的主动内旋
第 6 周	（1）减少使用或拆除肩外展枕或石膏绷带或手臂支具，逐渐解除悬带制动（在手术医生的指导下） （2）开始肩胛骨、肩关节前屈和外展达 120° 的辅助性康复治疗，肩胛骨平面外旋 30° （3）主动辅助活动范围练习：关节松动术，用治疗球的肩胛稳定性练习（水平面以下），等长收缩练习，开始中立位的长力臂三角肌等长收缩，等张收缩练习，在活动范围改进 (>90°）后开始肱骨头稳定性练习 **提示：**借助短杠杆，不得进行抗阻运动
第 7 周	肩关节可全面自由活动：肩袖向心训练、肩胛骨稳定性和活动度训练、独立训练，肌肉力量可承受 5 kg~10 kg 重量
第 12 周	（1）加强肌肉锻炼，恢复其活动性 （2）加强本体感觉训练，逐渐增加负重至 25 kg
第 6 个月	（1）可以进行上举过头锻炼或身体对抗性运动 （2）负重大于 25 kg

12 肩胛下肌腱断裂，手术治疗

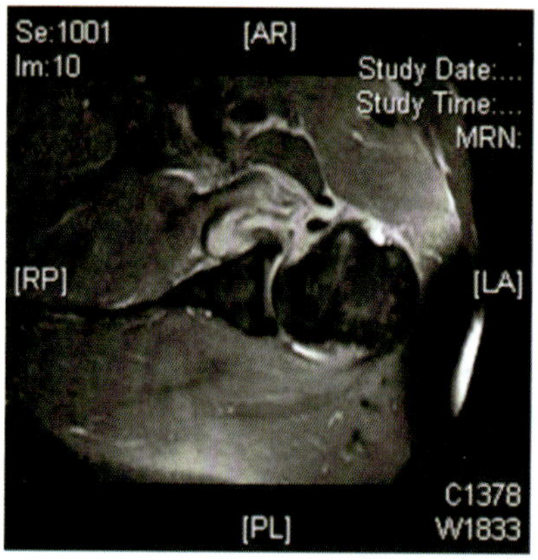

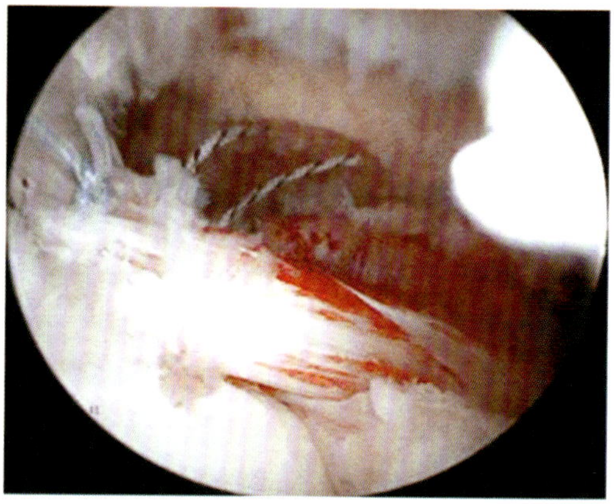

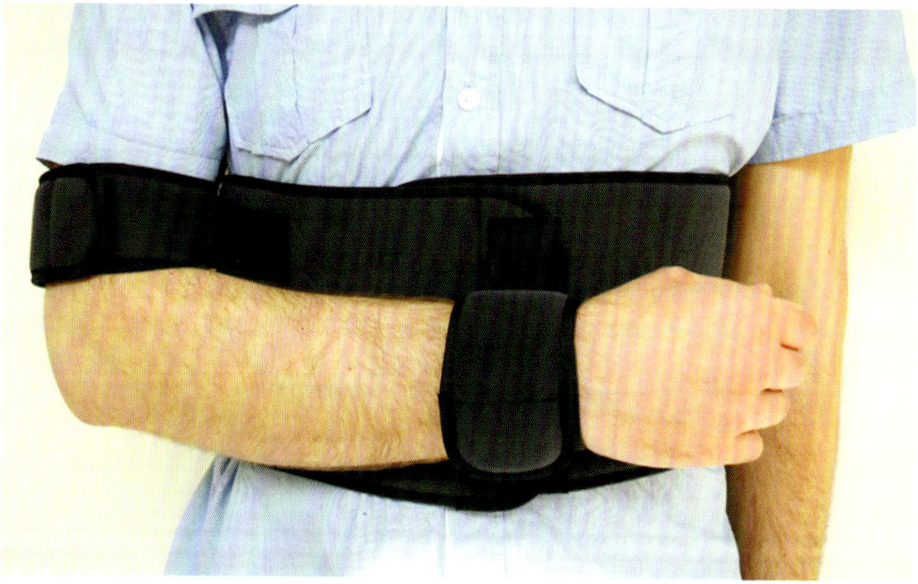

术后时间	措施
术后	用 Gilchrist 石膏绷带或手臂支具固定 3 周
第 1 天	（1）开始进行手指 / 手部练习 （2）进行肩胛骨被动运动和稳定性训练，姿势训练 （3）进行水中运动疗法
第 3 天	手臂活动椅，在 Gilchrist 石膏绷带或手臂支具支持下开始助力运动，肩胛骨、肩关节前屈和外展最大至 60°，功能性内收和后伸 **提示：**6 周内不得负重
第 14 天	Gilchrist 石膏绷带或手臂支具支持下加强助力运动，前屈和外展最大至 90°
第 3 周	减少使用或拆除 Gilchrist 石膏绷带或手臂支具
第 6 周	增加负重，可自由活动
第 6 个月	第 6 个月起可以进行身体对抗性运动和一些竞技体育，如：上举过头锻炼

13 关节镜下修复上盂唇（SLAP）损伤

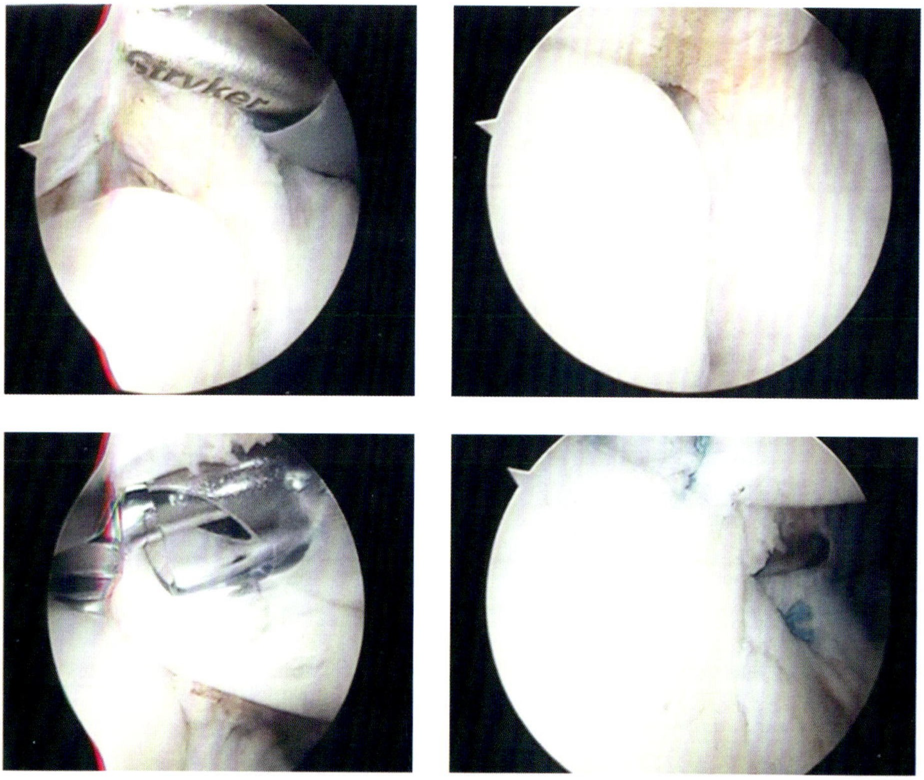

术后时间	措施
术后	佩戴 Gilchrist 石膏绷带或手臂支具，日夜持续固定 4 周
第 1 天	（1）将上臂放到外屈枕上（可外展 60° / 前屈 30° 的肩外展枕） （2）在 Gilchrist 石膏绷带或手臂支具支持下，可进行疼痛程度可接受的早期功能性被动运动：肩胛骨肩关节最大 45° 前屈和外展，外旋 0°，不得后伸，可自由内旋，肩胛骨被动运动，前臂进行 PNF 反向运动，姿势训练 （3）进行抗血栓治疗
第 4 周	（1）减少使用或拆除 Gilchrist 石膏绷带或手臂支具 （2）借助短杠杆进行疼痛程度可接受的辅助性康复治疗：肩胛骨肩关节前屈和外展达到 90°，外旋 0°，可自由内旋，不得后伸 **提示：**必要时进行热疗
第 7 周	（1）主动增加负重至完全负重 （2）所有面可自由活动（按照前屈、外展、外旋的顺序进行），先被动后主动 （3）向心旋转训练 （4）肩胛骨被动运动 （5）指导独立锻炼（弹力带） **提示：**必要时尝试水中运动疗法
第 9 周	（1）加强肌肉训练 / 本体感觉训练 （2）在封闭系统内做离心 / 向心旋转训练 （3）在开放 / 封闭系统内进行动态 – 向心性训练
第 4 个月	第 4 个月起，进行上举过头锻炼
第 6 个月	第 6 个月起，进行身体对抗性运动

14 肱骨近端骨折，保守治疗

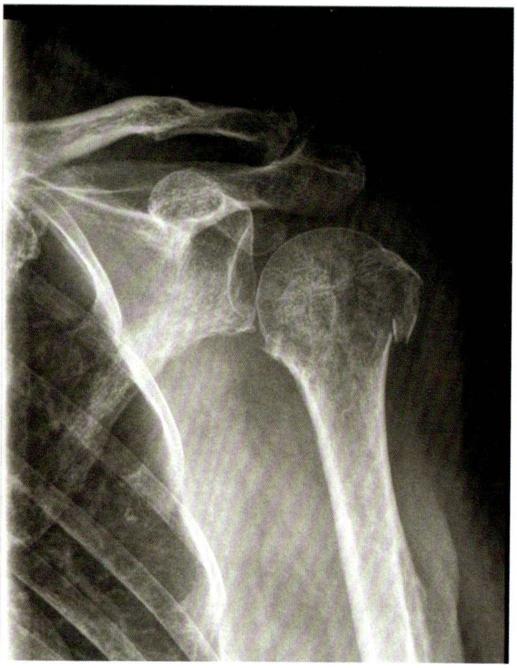

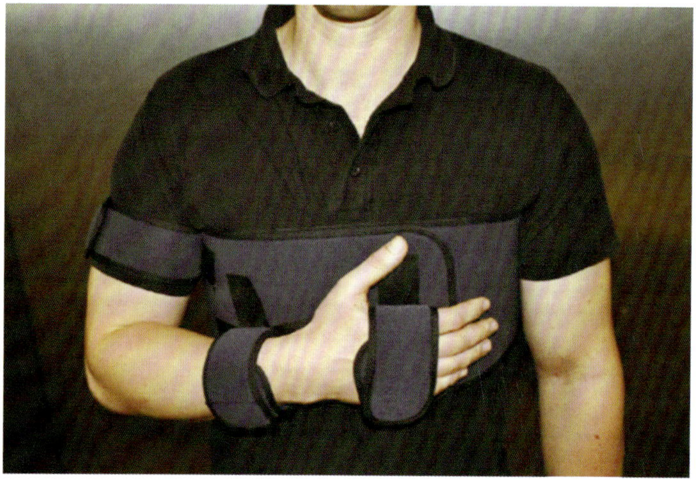

伤后时间	措施
受伤当天	手法复位后用 Gilchrist 石膏绷带或手臂支具固定，至少 3 周
第 1 天	在站立或坐立姿势下，在 Gilchrist 石膏绷带或手臂支具的保护下，立即开始疼痛程度可接受的钟摆训练，肩胛骨、肩关节前屈和外展最大至 60° **提示：** 6 周内不得旋转和负重
第 2、5 和 7 天	X 线复查 **提示：** 如有再次移位需手术处理
第 14 天	（1）X 线复查 （2）开始增加全方位主动助力练习
第 3~4 周	（1）X 线复查 （2）减少使用或拆除 Gilchrist 石膏绷带或手臂支具 （3）功能锻炼 **提示：** 必要时进行水中运动疗法
第 6 周	（1）X 线复查 **提示：** 第 8 周后逐步增加负重直至完全负重，主动活动范围不受限

⑮ 肱骨近端骨折，切开复位钢板内固定治疗

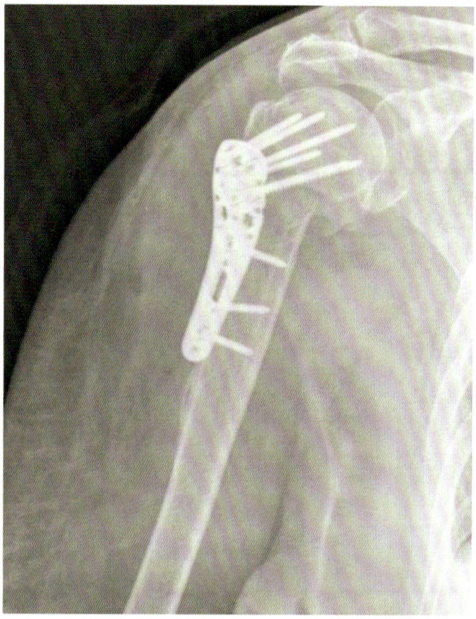
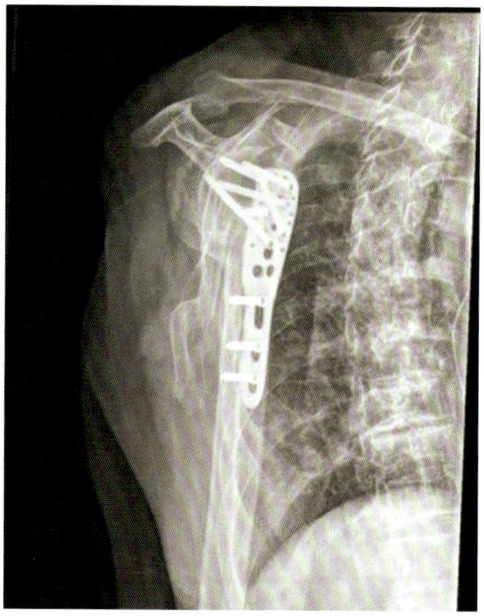
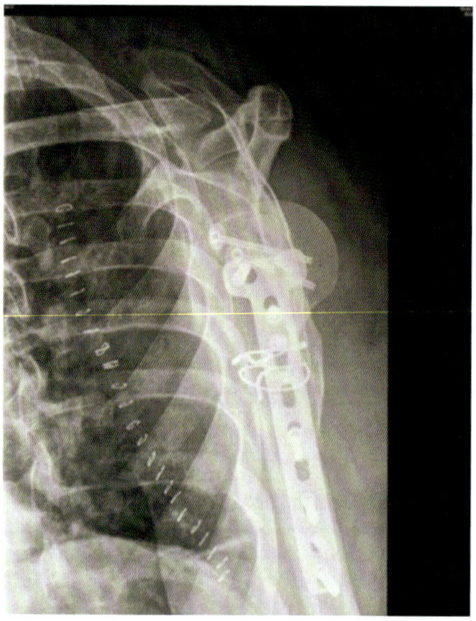
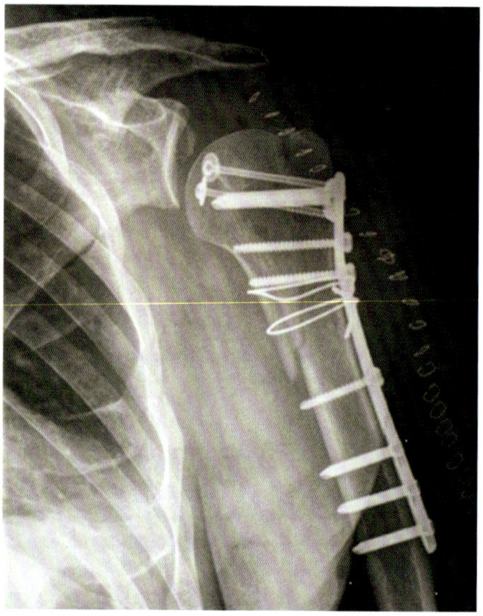

术后时间	措施
手术当天	用 Gilchrist 石膏绷带或手臂支具固定 3 周
第 1~2 周	（1）用 Gilchrist 石膏绷带或手臂支具固定 （2）白天有时可借助手臂楔形支承装置垫高，略微外展（约 45°）或使用外展枕 （3）疼痛程度可接受的钟摆训练（可站着或坐着进行） （4）手指、手腕和前臂活动 （5）主动助力功能锻炼，肩胛骨、肩关节前屈和外展最大至 80° **提示：**3 周内不得外旋，主要在无痛感部位辅以康复治疗 （6）在上臂上端进行静态肌肉训练、稳定性和向心性训练 **提示：**必要时进行抗血栓治疗
第 7 天	X 线复查
第 14 天	去伤口敷料，拆线
第 3 周	（1）X 线复查 （2）减少使用或拆除 Gilchrist 石膏绷带或手臂支具 （3）稳定肩胛骨情况下肩关节被动外展和前屈至 90°，被动外旋至中立位（即 0° 位）
第 4 周	继续肩关节外展和前屈至 90° 的主动运动练习，外旋至 30°，内旋至 90°
第 6 周	（1）X 线复查 （2）提高肩关节活动度，直至活动范围不受限 （3）借助长杠杆增加负重至 15 kg~20 kg
第 12 周	逐渐达到完全负重

16 肱骨大 / 小结节骨折，保守治疗

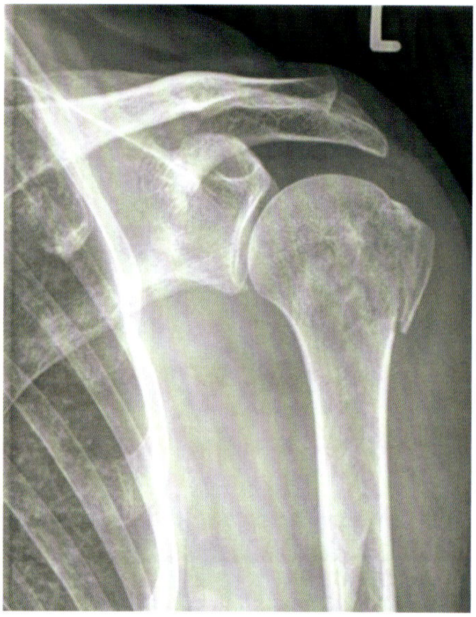

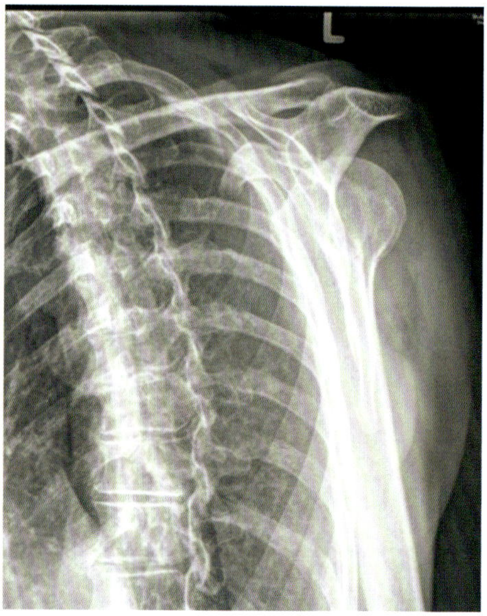

伤后时间	措施
受伤当天	上臂用 Gilchrist 石膏绷带或手臂支具固定，至少 3 周
第 1 天	在 Gilchrist 石膏绷带或手臂支具支持下可立即开始钟摆训练 **提示**：3 周内不得外旋，6 周内不得负重
第 1 周	在肩胛骨稳定情况下，在无痛感部位进行肩关节前屈和外展（最大至 60°），上臂上端可进行静态肌肉训练
第 7 天	X 线复查 **提示**：如果骨折移位加重，需手术治疗
第 2 周	X 线复查 **提示**：如果骨折移位加重，需手术治疗
第 3 周	（1）X 线复查 **提示**：如果骨折移位加重，手术 （2）减少使用 Gilchrist 石膏绷带或手臂支具，第 4 周起可以拆除 （3）开始主动助力运动，肩关节前屈和外展至 90°，外旋至 30°，内旋至 90°
第 6 周	（1）X 线复查 （2）活动度提高至活动范围不受限 （3）增加负重
第 12 周	逐渐达到完全负重
第 3 个月	逐渐恢复轻微运动训练 **提示**：不得进行身体对抗性运动、竞技体育和有反冲力的运动

17 肱骨大 / 小结节骨折，手术治疗

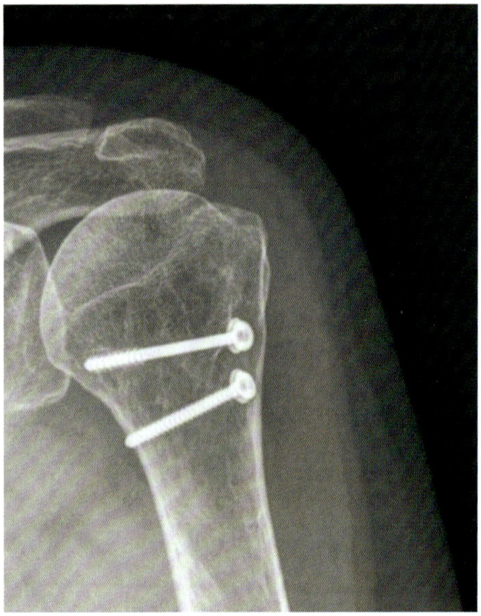

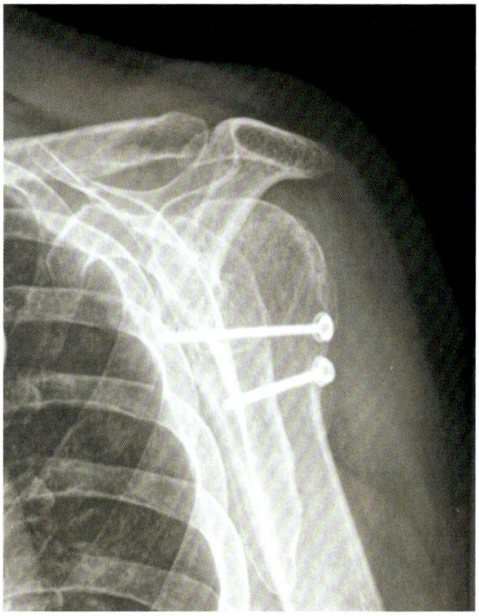

术后时间	措施
术后	用 Gilchrist 石膏绷带或手臂支具固定 3 周
第 1 天	在 Gilchrist 石膏绷带或手臂支具保护下可立即开始钟摆训练 **提示：**3 周内不得外旋，6 周内不得负重
第 3 天	（1）在 Gilchrist 石膏绷带或手臂支具支持下开始运动练习 （2）肩胛骨肩关节前屈和外展至 90°（辅助完成），被动外旋至疼痛极限 **提示：**当上臂获得被动支撑时，三头肌肌肉组织同样会得到锻炼
第 7 天	X 线复查
第 11 天	去伤口敷料，拆线
第 3 周	（1）X 线复查 （2）减少使用或拆除 Gilchrist 石膏绷带或手臂支具 （3）开始主动助力运动，肩胛骨、肩关节前曲和外展至 90° （4）开始增加主动运动，主动助力外旋至疼痛极限 **提示：**必要时进行水中运动疗法（根据伤口愈合情况而定）
第 6 周	（1）X 线复查 （2）主动运动，活动范围达到最大 （3）增加负重，先借助长杠杆达到 15 kg~20 kg
第 12 周	逐渐达到完全负重
第 4 个月	可以进行身体对抗性运动和举重

18 肱骨近端骨折，人工肱骨头假体置换术[1]

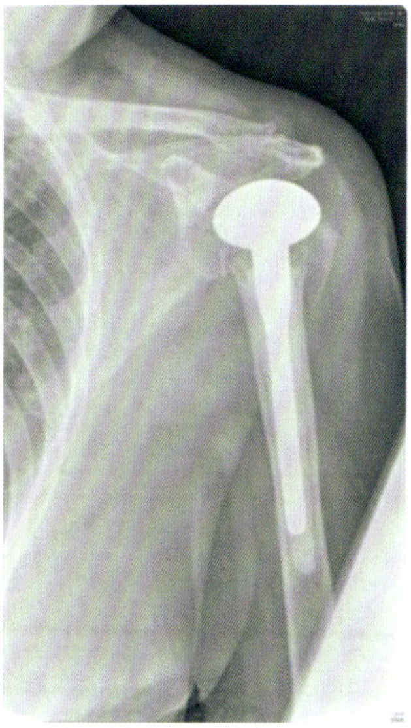

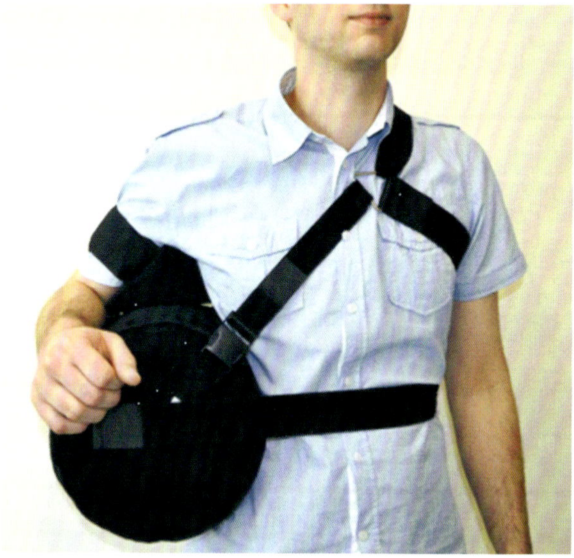

[1] 康复处理方案取决于肱骨头大小结节/肩袖结构的牢固性。

术后时间	措施
术后	将胳膊放在外展枕上，4 个月内保持 40°~60° 外展和自然旋转状态 **提示：**平躺时不得牵引，必要时晚上绑上石膏托或手臂支具
第 1 天	（1）取下枕头进行助力钟摆训练 （2）疼痛程度可接受条件下，进行肩关节前屈和外展练习，在肩胛带没有活动情况下最大至 60°，外旋最大至 20°（活动范围保持 4 周，直至结节处骨质愈合） （3）可以借助短杠杆活动或在关节附近抓握练习 **提示：**必要时进行抗血栓治疗
第 7 天	X 线复查
第 14 天	去伤口敷料，拆线
第 3~4 周	（1）X 线复查 （2）主动活动，肩关节前屈和外展不要超过 60°，外旋不超过 20° **提示：**必要时使用吊带桌 （3）姿势训练 （4）减少使用或拆除外展枕和手臂吊带（在第 4 周时）
第 6 周	（1）X 线复查 （2）助力运动，肩关节前屈和外展至 90°，外旋至 30°
第 8 周	（1）X 线复查 （2）在感觉不到疼痛的前提下，增强主动运动和功能锻炼 （3）过渡到抗重力和使用长杠杆的运动 （4）加强肌肉锻炼（支撑力）、独立锻炼
第 3~6 个月	（1）第 3 个月开始完全负重 （2）第 6 个月开始进行体育活动

19 全肩关节假体置换术

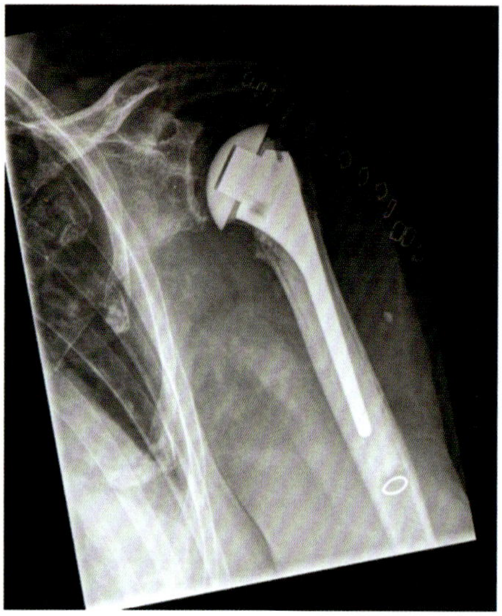

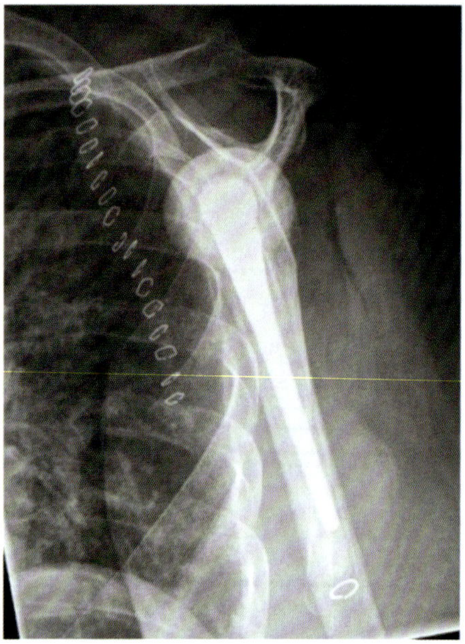

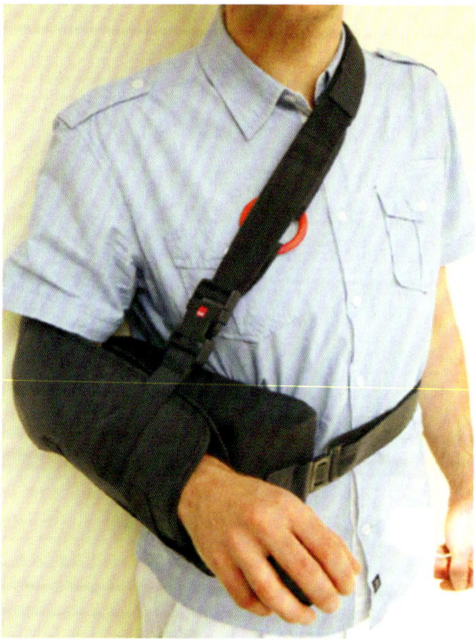

术后时间	措施
术后	用吊带或手臂支具固定 3 周
第 1 天	（1）在吊带或手臂支具的支持下进行助力摆锤训练 （2）进行疼痛程度可接受的肩关节前屈和外展练习，最大至 60° （3）姿势训练 （4）冰敷疗法 **提示：**必要时进行抗血栓治疗
第 7 天	（1）X 线复查 （2）根据肩袖的重建 / 恢复状态，肩关节前屈和外展活动范围扩大至 90° （3）姿势训练肩胛骨活动（不得外旋 / 内旋，6 周内不得负重） （4）借助短杠杆活动和手的抓握练习 （5）冰敷疗法
第 14 天	去伤口敷料，拆线
第 3 周	（1）只在晚上使用吊带或手臂支具，无主动抬升动作 （2）肩关节被动活动（抬高到 120°，外旋到 30°） （3）主动辅助活动练习 （4）肩胛胸壁活动，肩胛骨力量练习 **提示：**需要时进行冰敷疗法、经皮神经电刺激
第 6 周	（1）避免疼痛和做超出医师指定范围的活动 （2）被动活动范围练习抬高达到 150°，外旋达到 45° （3）在辅助下主动进行活动练习，主动活动练习前屈（仰卧位） （4）逐渐增加疼痛程度可接受的负重 （5）加强肌肉锻炼（肩胛肌群），使用本体感觉神经肌肉促进疗法（PNF） （6）体位感觉训练 **提示：**必要时可选择水中运动疗法或使用吊带桌 （7）肱骨头控制练习、动态闭链练习 （8）应用弹力带行肩胛骨的回缩练习、应用弹力带伸展

（续表）

术后时间	措施
第 3 个月	（1）被动活动范围抬高至 160°，外旋至 60°，内旋至第 12 胸椎 （2）加强主动日常生活活动，恢复正常肩肱节律，上举＜ 90° （3）避免痛性活动和耸肩 （4）增大活动范围 （5）屈曲练习，拉紧后关节囊 （6）等长练习—中立位三角肌练习 （7）肩胛骨稳定性训练 （8）肩肱节律练习
第 6 个月	（1）达到日常生活自理，恢复正常的肩胛肱骨节律，抬高 >100° （2）渐进的抗阻力练习（哑铃、弹力带），本体感觉神经肌肉促进序法

第二章

上肢

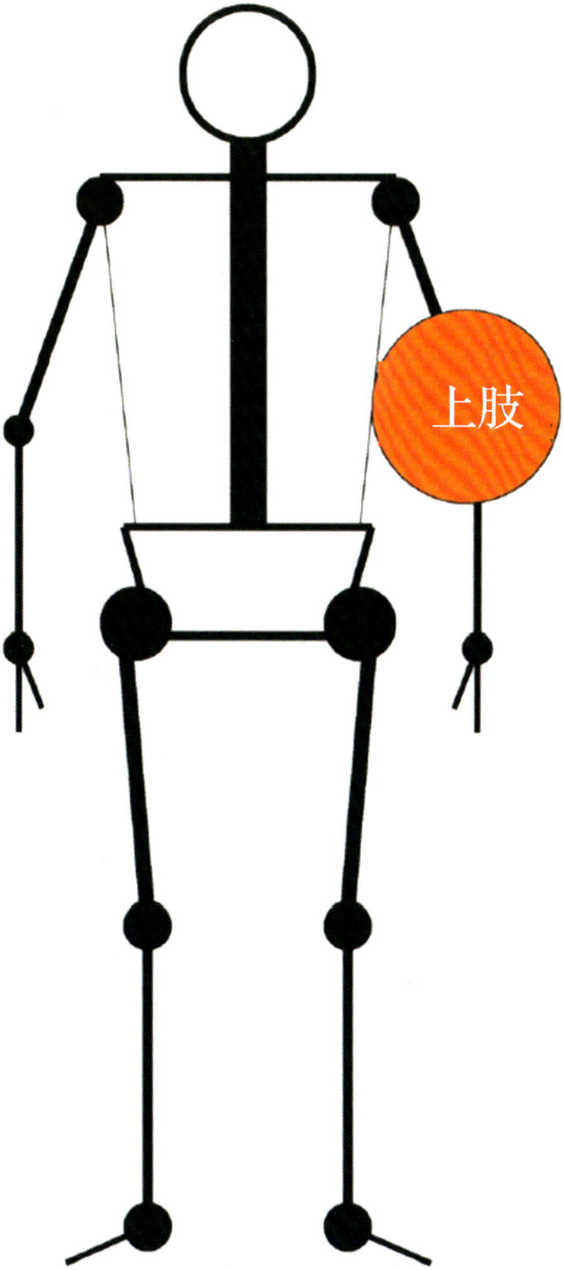

1 肱二头肌远侧肌腱断裂，手术修复

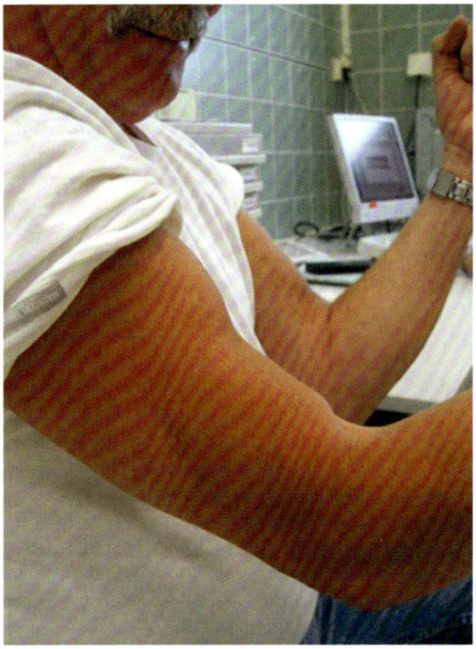

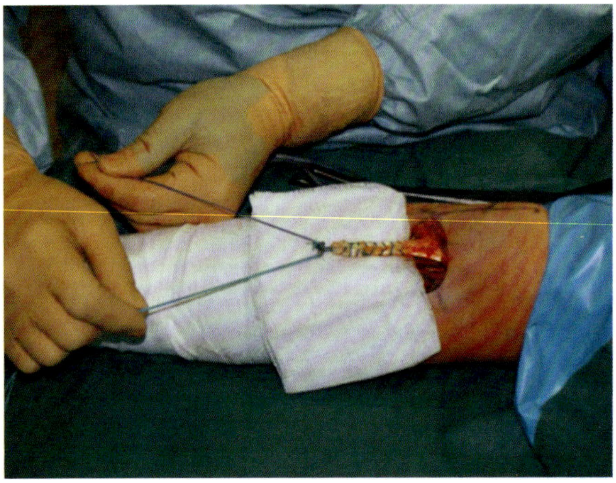

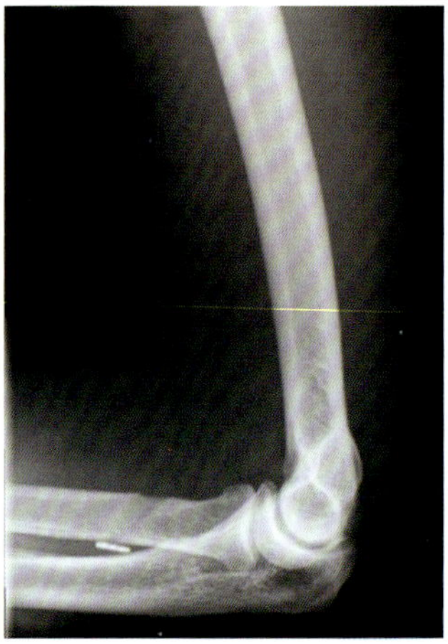

术后时间	措施
术后	长臂石膏托固定 3 周
第 1~3 周	（1）静态肌肉训练 （2）姿势训练 （3）检查手指和肩部的活动性
第 14 天	（1）去伤口敷料，拆线 （2）上臂用新的石膏托 / 支具固定
第 4 周	（1）取下绷带，结束外固定 （2）开始进行锻炼，辅助进行肘部弯曲训练（不限定） （3）肘部主动伸展至疼痛极限，功能性旋前练习（不限定），旋后至疼痛极限
第 5 周	手肘进行主动和被动的弯曲 / 伸展训练，主动和被动的旋前旋后练习
第 12 周	肱二头肌的力量训练，逐步增加负重

2 不稳定性肘关节脱位，手术修复侧副韧带

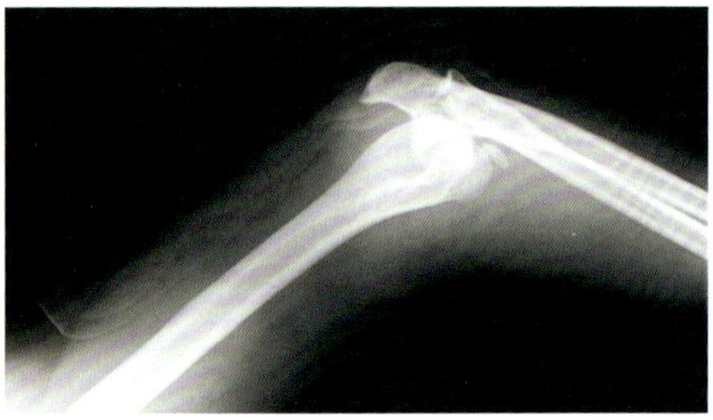

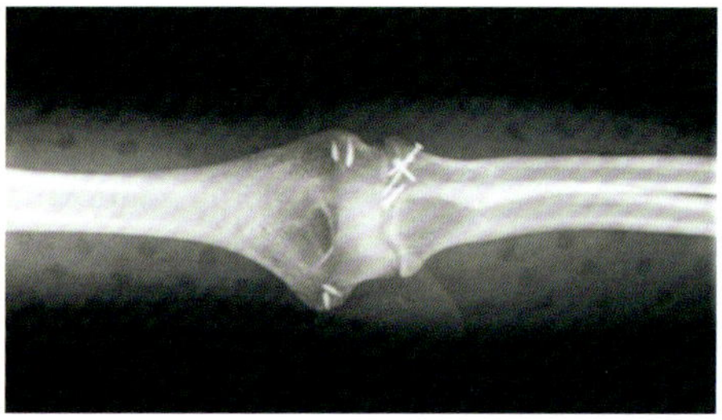

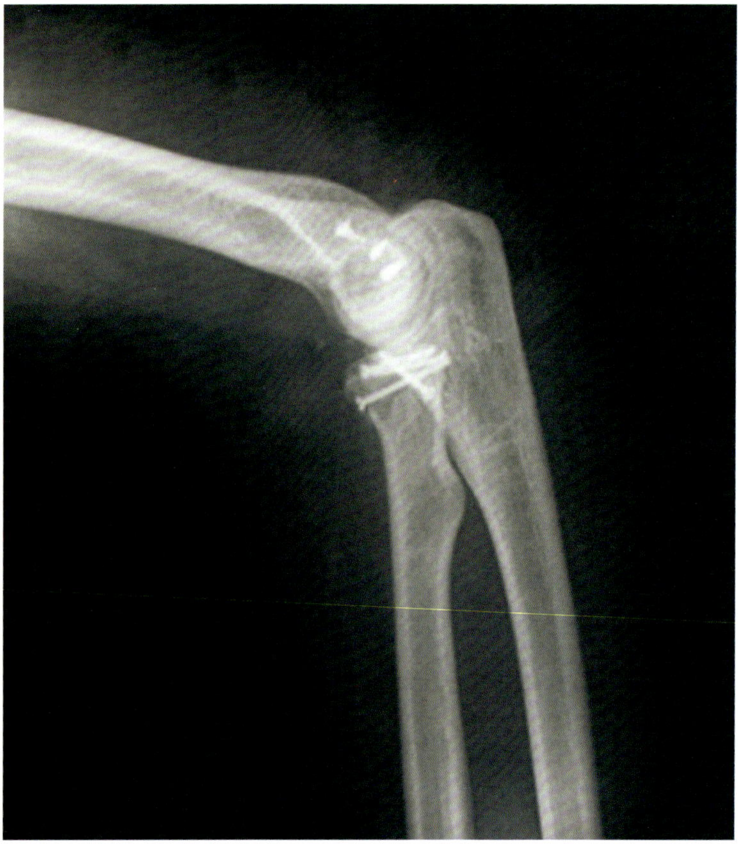

术后时间	措施
术后	上臂用石膏夹板固定 3~6 周
第 1 天	冰敷等消肿措施 **提示：** 必要时开始抗血栓治疗
第 3 天	（1）按身体轴线小心进行肘关节弯曲和伸展训练 **提示：** 在石膏的伸展位，应预留 20°～30° 余地 （2）手指和肩部在可控范围内进行被动活动，不得向外弯或外翻挤压 **提示：** ①3个月内不得负重；②必要时佩戴加压手套；③如果稳定或只有局部不稳定，前臂可进行弯曲 / 伸展和小心地旋转训练
第 14 天	去伤口敷料，拆线
第 3 周	（1）X 线复查 （2）在保证不向外弯或外翻挤压前提下进行功能锻炼 **提示：** 如果稳定或只有局部不稳定，可减少使用或拆除石膏夹板同时开始功能锻炼
第 6 周	（1）X 线复查 （2）减少使用或拆除石膏托 （3）逐渐增加负重量，可自由活动
第 3 个月	可以负重，可以进行体育活动

3 盖氏骨折[1]，手术治疗

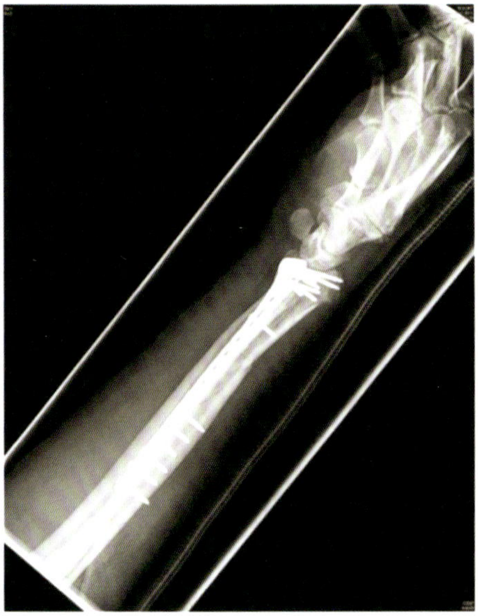 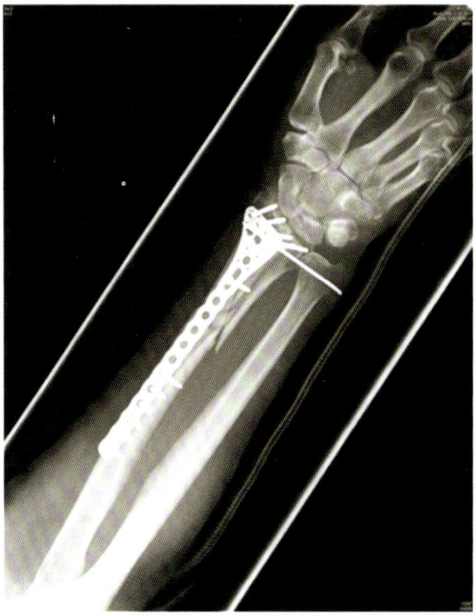

[1] 即桡骨干骨折合并下尺桡关节脱位。

术后时间	措施
术后	前臂用石膏托固定 3~5 周
第 1 天	（1）对于较稳定的钢板内固定患者：在石膏托支持下，可立即开始疼痛程度可接受的手肘和腕关节主动运动练习，不得旋前 / 旋后，尺骨和桡骨不得外展 （2）对于桡尺关节跨关节固定患者：用石膏固定 6 周，只可以进行指关节的练习 **提示：**必要时进行抗血栓治疗
第 7 天	（1）X 线复查 （2）增加主动助力运动练习，不得旋转和负重
第 14 天	去伤口敷料，拆线
第 3 周	（1）X 线复查 （2）减少使用或拆除石膏托 （3）主动运动练习，如果没有采取跨关节固定时可做旋转动作
第 6 周	（1）X 线复查 （2）增加负重 **提示：**必要时采取运动疗法 （3）桡尺关节、跨关节固定病例中：拆除桡尺关节、跨关节固定装置；减少使用或拆除石膏夹板；开始进行功能锻炼，逐渐增加负重
第 3 个月	可以进行体育活动
第 6 个月	可以进行身体对抗性运动和竞技运动

4 肱骨干骨折，保守治疗

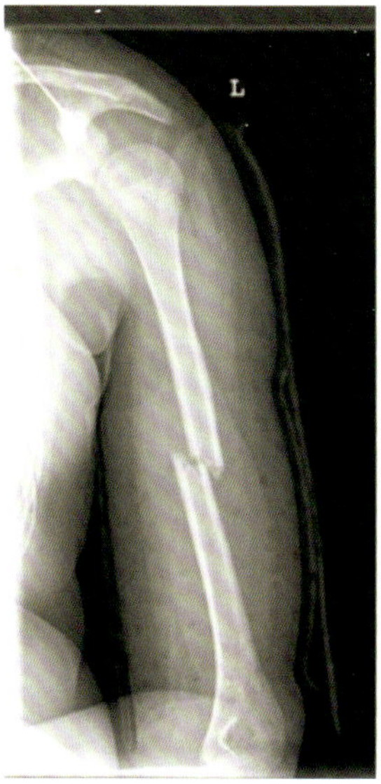

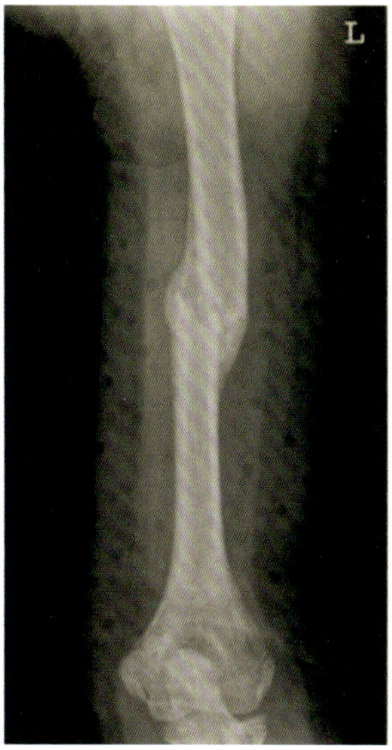

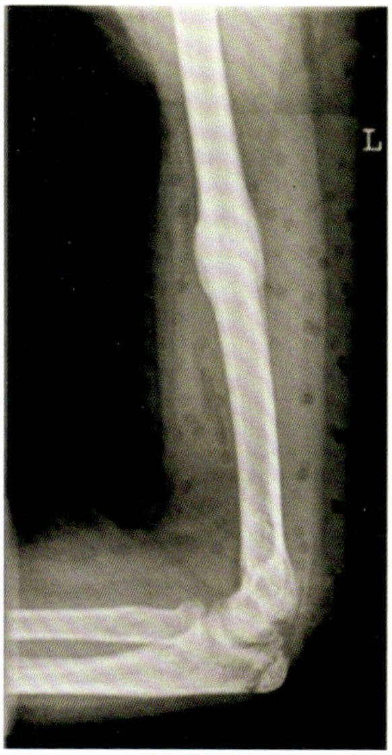

伤后时间	措施
受伤当天	可靠的外固定（Gilchrist 石膏绷带 / 手臂支具 / Desault 绷带）长臂固定 2 周
第 7 天	（1）X 线复查 （2）屈伸肌群同步收缩锻炼
第 2 周	（1）换成上臂支具，固定 4 周 **提示：**定期调整支具松紧度 （2）在支具保护下肩关节和肘关节开始主动助力运动，不负重，密集地同步收缩肌肉，肩部不得旋转
第 3 周	X 线复查
第 6 周	（1）X 线复查 （2）减少使用或拆除支具 （3）根据骨折线愈合情况决定是否开始抗阻力功能锻炼 （4）增加负重至完全负重 （5）开始肩关节的旋转锻炼
第 3 个月	（1）骨折愈合牢固后可以进行体育活动 （2）逐渐增加训练量

5 肱骨干骨折，手术治疗

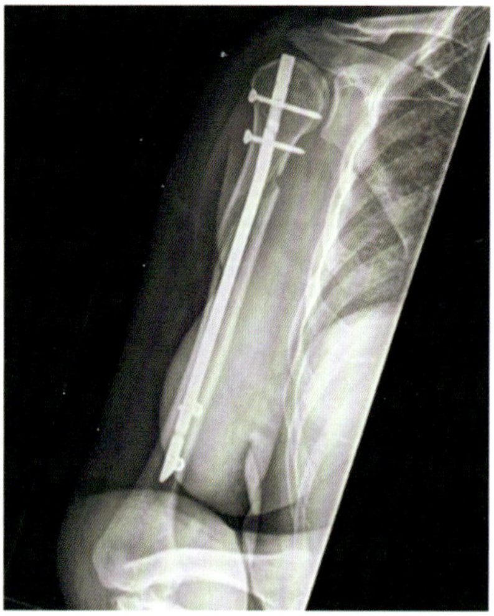
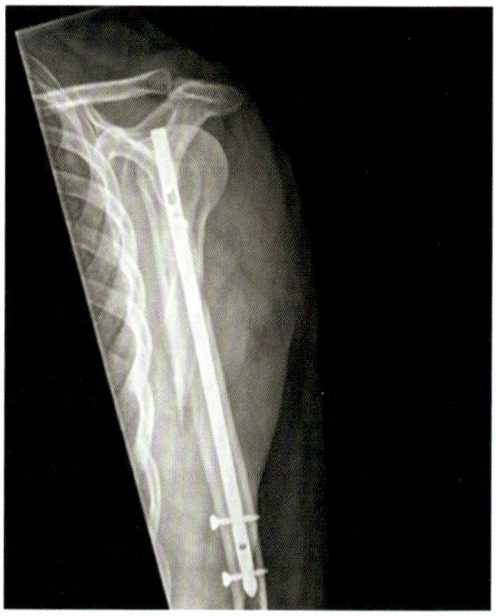
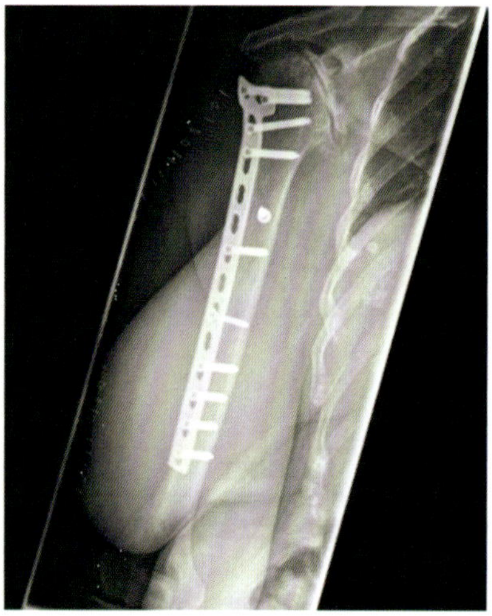
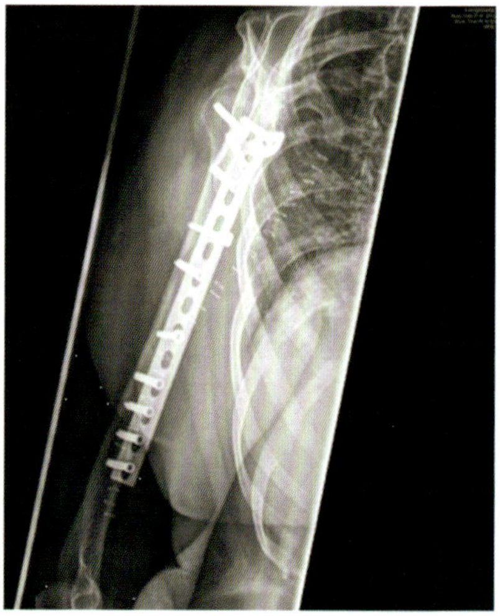

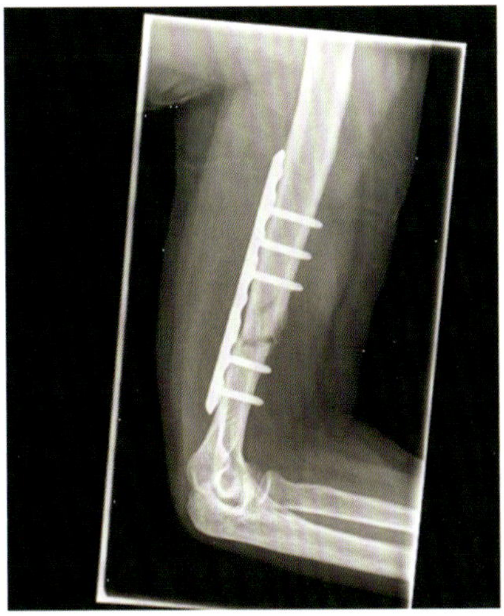

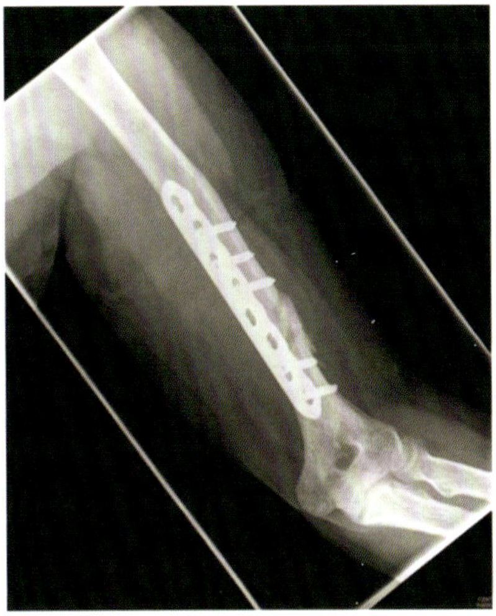

术后时间	措施
术后	（1）使用弹力绷带 **提示：**术中、术后注意患肢的体位，避免压迫桡神经，造成损伤 （2）在桡神经损伤缝合修复的病例中，可使用桡骨夹板／热塑性夹板
第 1 天	（1）不负重的前提下，可立即开始一些功能性的主动助力运动练习（持续 6 周） （2）屈伸肌群同步收缩锻炼 **提示：**①对于桡神经缝合患者，可采用神经生理疗法；②必要时进行抗血栓治疗
第 7 天	X 线复查 **提示：**必要时佩戴上臂加压手套
第 14 天	去伤口敷料，拆线
第 3 周	X 线复查
第 6 周	（1）X 线复查 （2）根据骨折部位的愈合情况决定是否开始抗阻力肌功能锻炼 （3）逐渐增加负重至完全负重
第 3 个月	可以进行体育活动，不得拆除内固定材料 **提示：**对于桡神经缝合并辅以神经生理疗法的患者，6 个月以上才可以进行体育活动

6 孟氏骨折[1]，手术治疗

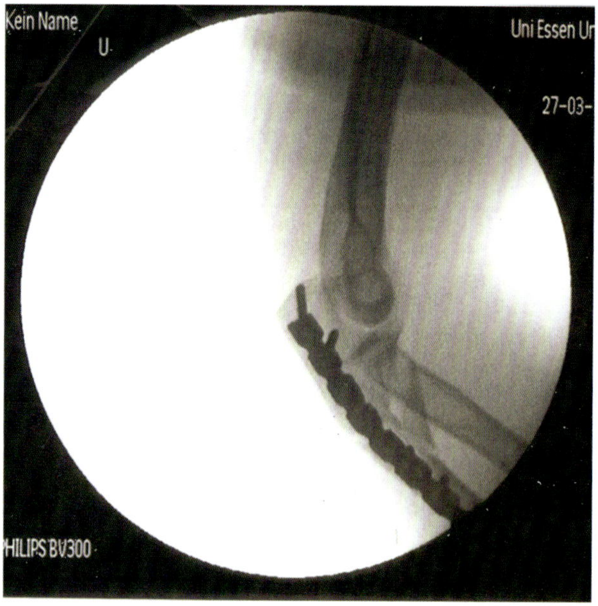

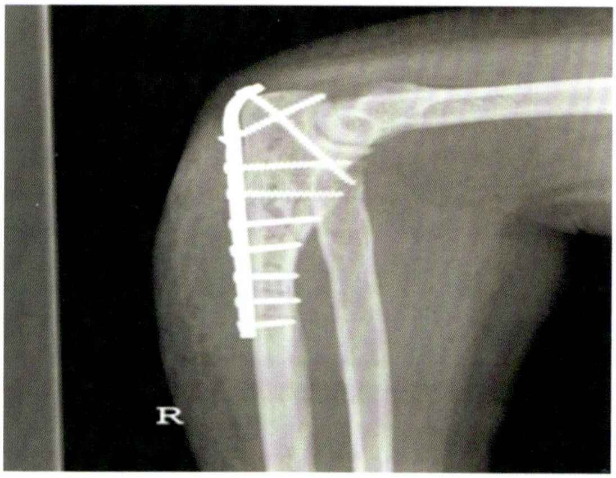

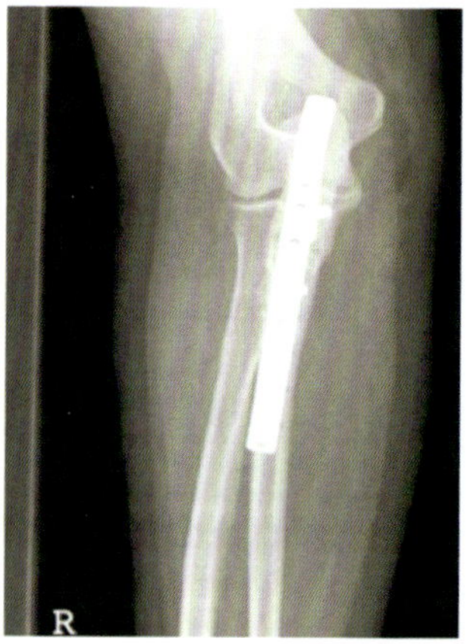

[1] 即为尺骨骨折合并桡骨头脱位。

术后时间	措施
术后	上臂用石膏托固定（持续3周）
第1天	在不翻转、不负重、疼痛程度可接受的前提下，可立即开始手肘活动训练（弯曲/伸直），不得旋前和旋后 **提示：**必要时进行抗血栓治疗
第7天	（1）X线复查 （2）在不翻转、不负重前提下，逐渐增加主动助力运动训练（弯曲/伸直），不得旋前和旋后 **提示：**必要时佩戴加压手套
第14天	去伤口敷料，拆线
第3周	（1）X线复查 （2）减少使用或拆除石膏托 （3）主动性功能锻炼，包括旋转
第6周	（1）X线复查 （2）增加负重 （3）运动疗法
第3个月	可以进行体育活动，但在前一年半的时间内不得拆除内固定材料，具体拆除时间根据CT（电子计算机断层扫描）下骨折线愈合情况而定

7 尺骨鹰嘴骨折，手术治疗

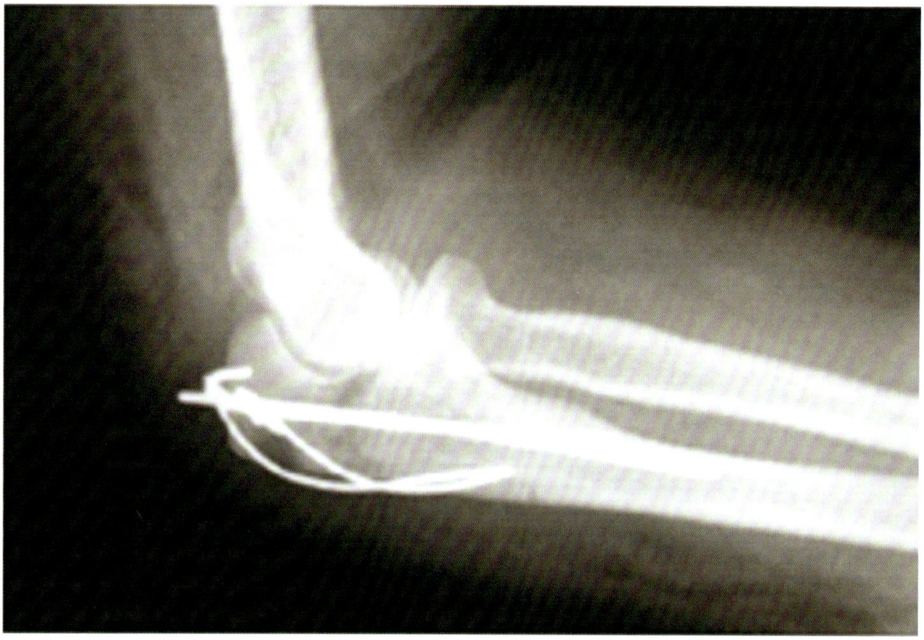

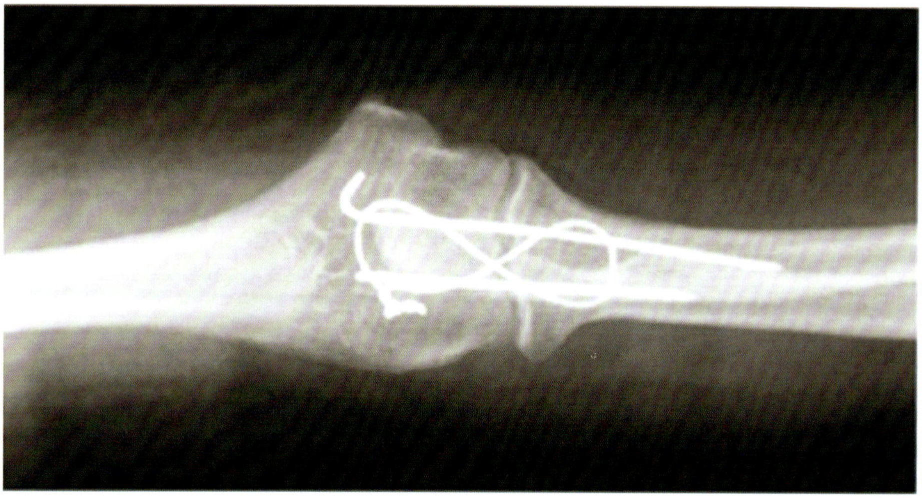

术后时间	措施
术后	用弹力绷带 **提示：**石膏托制动仅适用于特殊情况
第 1 天	（1）立即开始全方位的肘关节主动助力功能锻炼 （2）检查手指和肩部 （3）运动疗法 **提示：**①必要时上臂佩戴加压手套；②必要时进行抗血栓治疗
第 7 天	X 线复查
第 14 天	去伤口敷料，拆线
第 2~4 周	（1）减少使用或拆除石膏（术后 10~14 天，根据疼痛程度而定） （2）继续主动性功能锻炼 **提示：**必要时使用吊带桌、水中运动疗法、运动疗法，不得施用最大阻力或击打 （3）抗阻伸展练习
第 3 周	X 线复查
第 5 周	开始增加负重，在第 8 周达到完全负重
第 6 周	（1）X 线复查 （2）继续功能锻炼和增加负重 （3）好转后横向按摩
第 8 周	患侧手臂可完全负重支撑，最早可以在 12 个月后拆除内固定材料

8 肱骨髁上骨折，手术克氏针固定

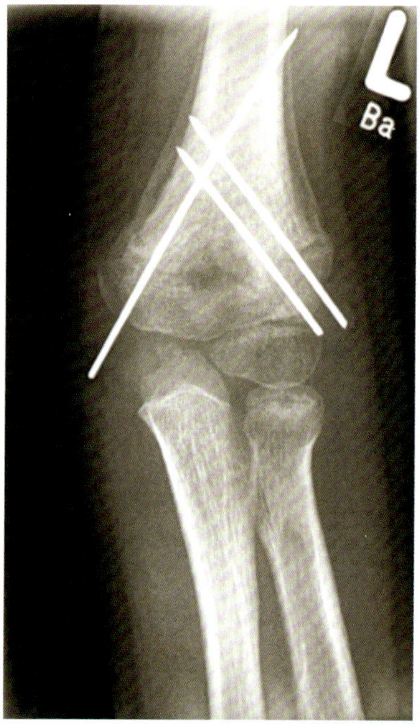

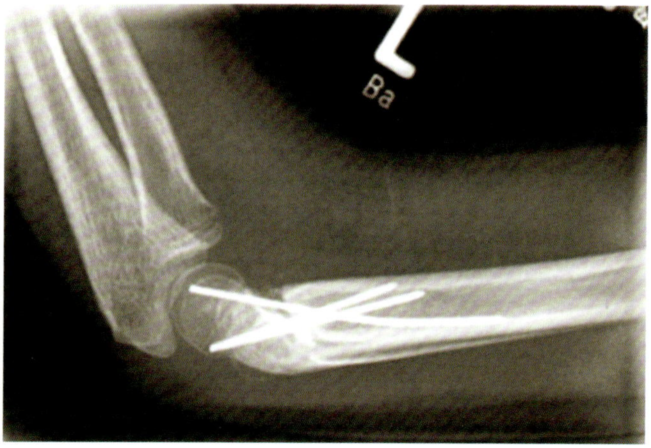

术后时间	措施
术后	（1）上臂用石膏托固定6～8周（对于儿童，需固定3～5周） （2）不得脱离石膏托进行练习，因为没有形成稳定的骨连接
第1天	开始进行手指和肩部练习（在此过程中，不得拆下石膏绷带） **提示：**必要时进行抗血栓治疗
第7天	X线复查
第14天	去伤口敷料，拆线
第3周	X线复查 **提示：**儿童无需检查
第6周	（1）X线复查 （2）儿童患者：去掉克氏针，开始独立锻炼 **提示：**只有对3～4周后运动还受限的特殊病例采用运动疗法
第6～8周	减少使用或拆除石膏绷带
第10～12周	（1）X线复查 （2）拆除内固定材料，拆除内固定材料后可以增加负重（根据肱骨放射学检查结果而定）
第4个月	可以逐渐进行体育活动

9 肱骨远端 / 髁部骨折，手术治疗[1]

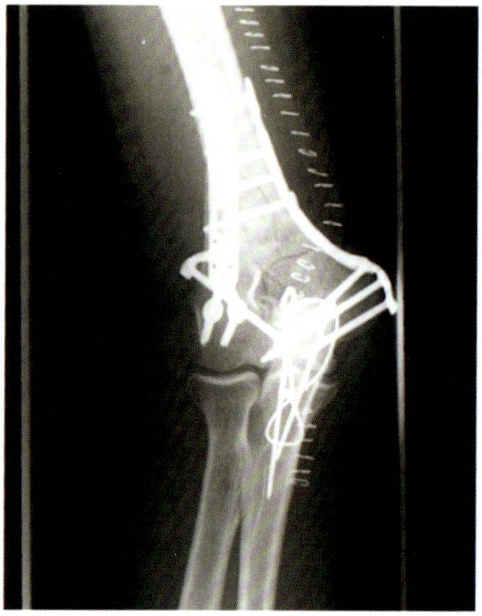

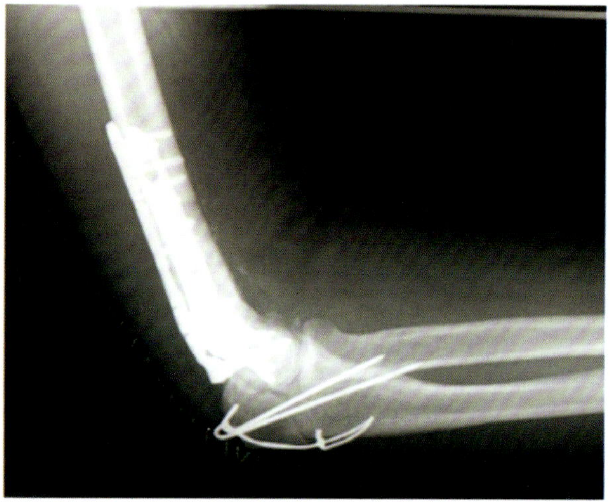

[1] 钢针 / 螺钉（必要时鹰嘴截骨）。

术后时间	措施
术后	根据情况，上肢用石膏托固定2～4周
第 1 天	（1）手指和肩部练习 （2）开始在石膏绷带支持下进行活动 （3）使用扶手椅 **提示：**必要时进行抗血栓治疗
第 7 天	X 线复查
第 14 天	去伤口敷料，拆线
第 3 周	X 线复查
第 4 周	（1）减少使用或拆除石膏托 （2）开始主动助力功能锻炼 **提示：**必要时进行水中运动疗法
第 6 周	X 线复查，根据检查结果确定是否加强增加负重的康复锻炼
第 3 ~ 6 个月	（1）愈合顺利情况下，第 3 个月起可以进行体育活动 （2）第 6 个月起可以进行身体对抗性运动
第 8 ~ 12 个月	**提示：**①必要时拆除有干扰的螺钉 / 钢针 ②如有必要，拆除鹰嘴钢丝（必要时保留钢板） ③如果运动持续受限，必要时实行早期关节松解术

10 尺骨冠突骨折，手术治疗

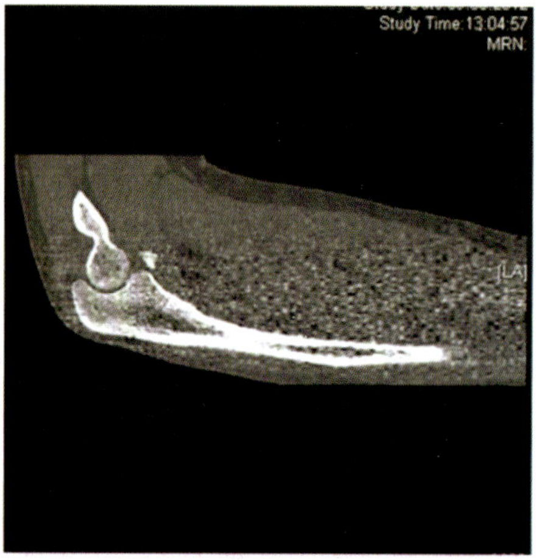

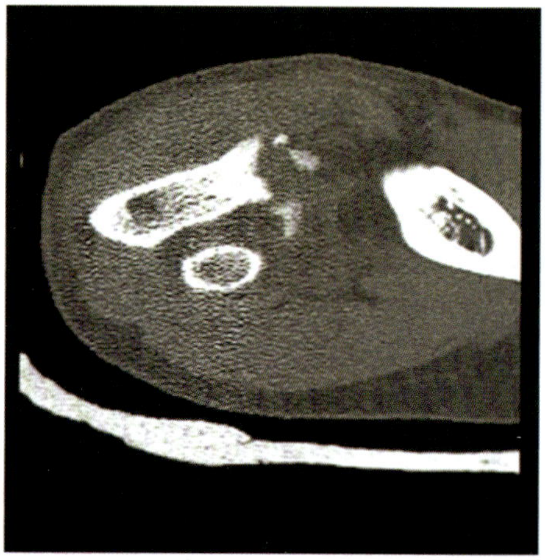

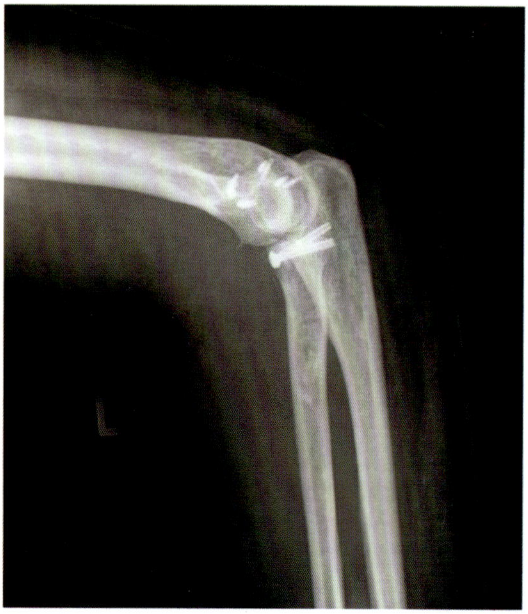

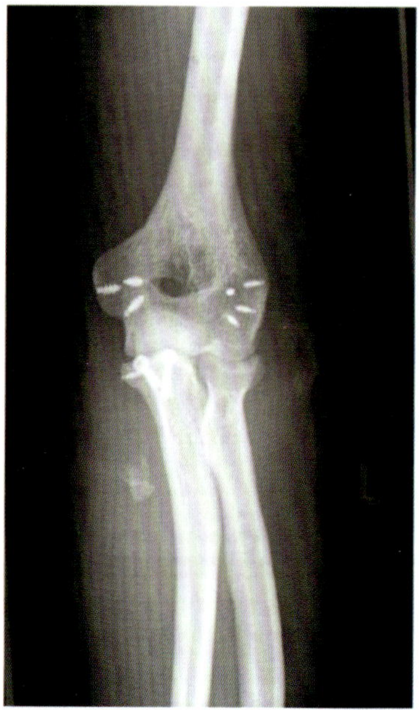

术后时间	措施
术后	上肢用石膏托固定 4~6 周
第 1 天	使用冰敷等消肿措施 **提示：**必要时进行抗血栓治疗
第 3 天	在石膏托的保护下，按身体轴线进行弯曲和伸展训练（在伸展位，应预留 20° ~ 30° 余地），不得向外弯或外翻挤压 **提示：**3 个月内不得负重，允许做转向运动
第 7 天	X 线复查
第 14 天	去伤口敷料，拆线
第 3 周	（1）X 线复查 （2）在没有向外弯或外翻挤压前提下进行主动性练习
第 4 ~ 6 周	（1）X 线复查 （2）减少使用或拆除石膏夹板 （3）增加负重 （4）可自由活动
第 3 个月	可以负重和进行恢复性体育活动
第 6 个月	允许进行身体对抗性运动、竞技体育和有反冲力的运动

11 桡骨远端骨折，保守治疗

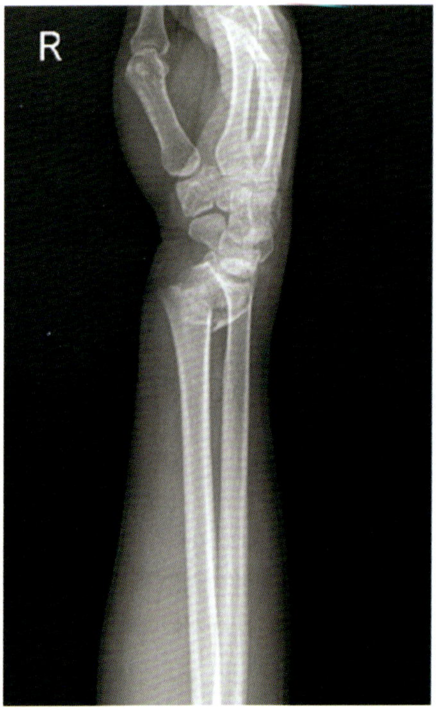

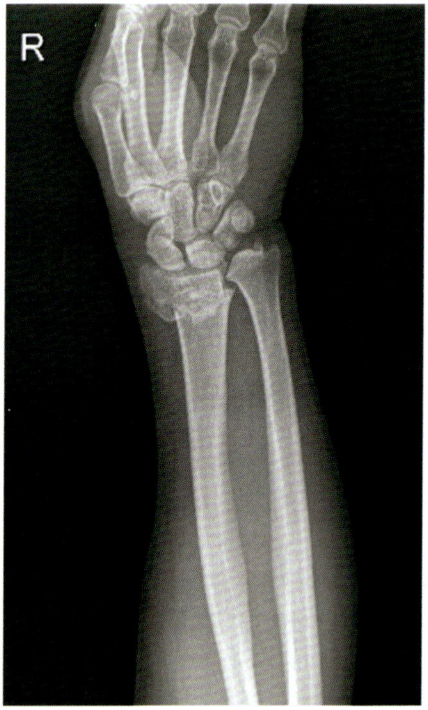

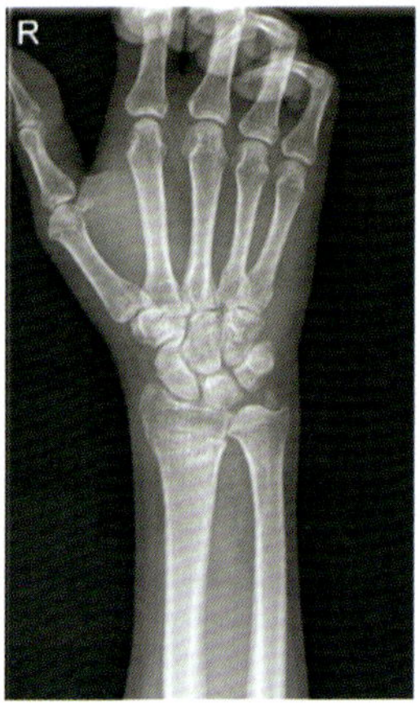

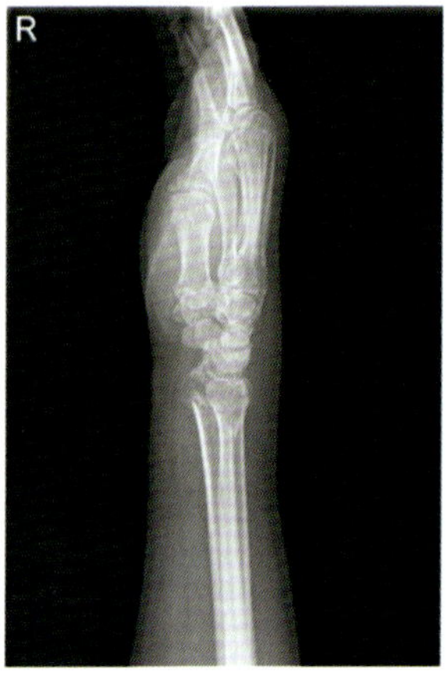

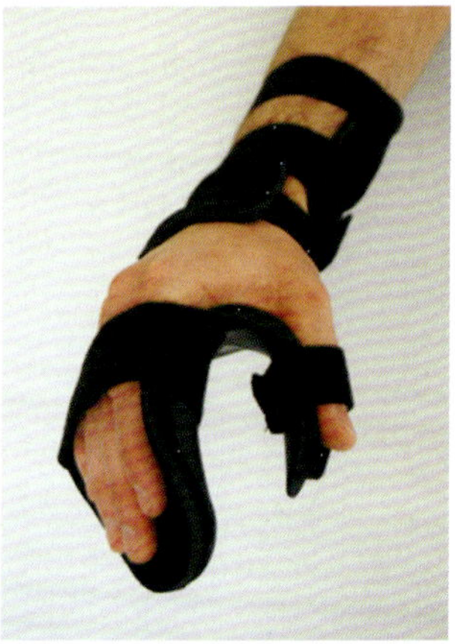

伤后时间	措施
受伤当天	前臂背侧（腕关节部位几乎呈圆形）用石膏托固定 6 周
第 1 天	（1）临床检查石膏托情况 （2）X 线复查（主要是位置和状态检查） **提示：**必要时通过手术重新复位
第 4、7、11 天	（1）定期进行 X 线复查（例如按 4-7-11 原则），如果发生继发性移位，可以选择手术或重新复位 （2）相邻的指关节和肘关节辅以康复疗法
第 2、3、4 周	定期进行 X 线复查，如果发生继发性脱位，可以选择手术或重新复位 **提示：**观察 Sudeck（神经营养不良性征候群）风险是否增加
第 6 周	（1）X 线复查 （2）拆除外固定物，减少使用或拆除石膏夹板 （3）开始主动性康复治疗（每周 3 次）和运动疗法（每周 4 次）
第 3 个月	可以进行体育活动

12 桡骨远端骨折，手术治疗（克氏针固定）[1]

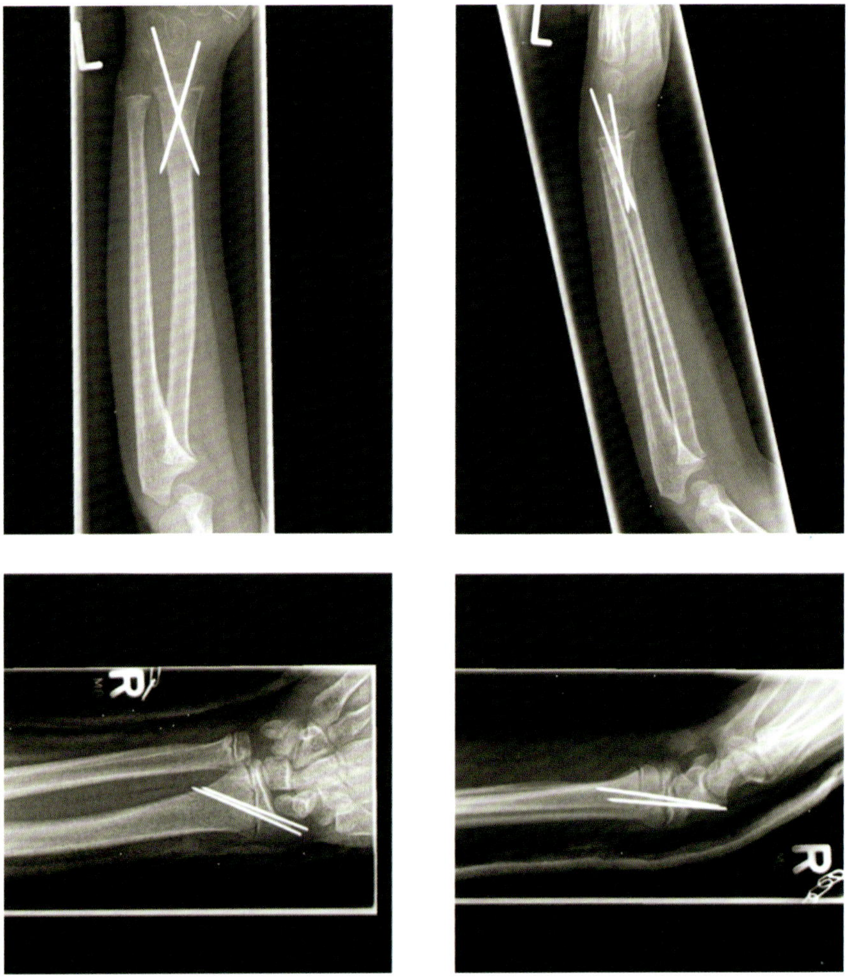

[1] 克氏针和前臂石膏夹板。

术后时间	措施
术后	前臂背侧用石膏托固定 6 周
第 1 天	（1）临床检查石膏托情况 （2）X 线复查（骨折端位置检查） **提示：**必要时通过手术重新复位
第 4、7、11 天	（1）定期进行 X 线复查（例如按 4–7–11 原则），如果继发性骨折移位，手术或重新复位 （2）相邻的指关节和肘关节辅以康复训练
第 2、3、4 周	定期进行 X 线复查，如果发生继发性脱位，手术或重新复位 **提示：**防止增加 Sudeck 骨萎缩风险
第 6 周	（1）X 线复查 （2）拆除内固定克氏针，减少使用或拆除石膏托 （3）开始主动性康复治疗（每周 3 次）和运动疗法（每周 4 次）
第 3 个月	可以进行体育活动

13 桡骨远端骨折，手术治疗[1]

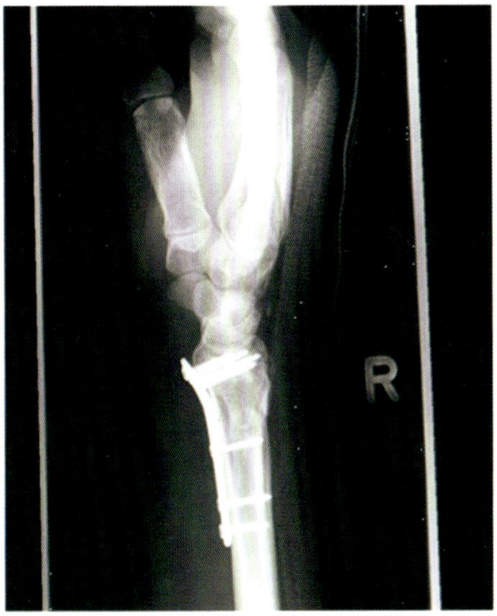

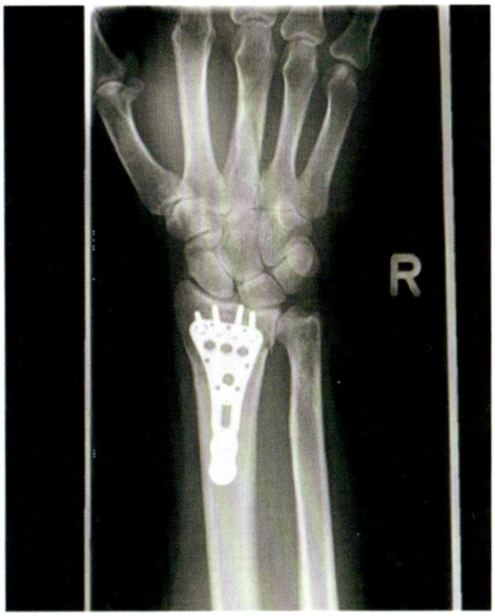

[1] 掌侧 / 背侧钢板内固定。

术后时间	措施
术后	使用弹力绷带 **提示**：如果骨折固定不足够稳定，必要时，前臂用石膏托固定 3 周
第 1 天	（1）每天在每个关节面上酌情谨慎进行主动助力活动 （2）逐步增加难度和量，在无负重前提下达到疼痛极限 **提示**：如果治疗中未使用石膏，在 2 周内不得进行旋前和旋后 （3）手指练习（首先是掌指关节） （4）肩肘关节被动运动 **提示**：①必要时佩戴临时加压手套，定期检查手指的灵敏性；②必要时进行抗血栓治疗
第 7 天	（1）X 线复查 （2）康复治疗
第 14 天	去伤口敷料，拆线
第 3 周	（1）X 线复查 （2）每周进行康复治疗 3 次，运动疗法每周 4 次 **提示**：如果使用石膏托，可减少使用或拆除，增加康复治疗强度
第 4 周	在活动不受限情况下，增加动态负重至完全负重，同时继续康复和运动疗法，但不得用患肢支撑起立
第 6 周	X 线复查
第 12 周	（1）进行恢复性训练 （2）逐渐进行可以承受的负重活动 （3）关注内固定材料可能引起的肌腱问题
第 6 个月	（1）第 6 个月起可以进行竞技体育、对抗性运动和有反冲力的运动 （2）关注内固定材料可能引起的肌腱问题

14 桡骨小头骨折，保守治疗

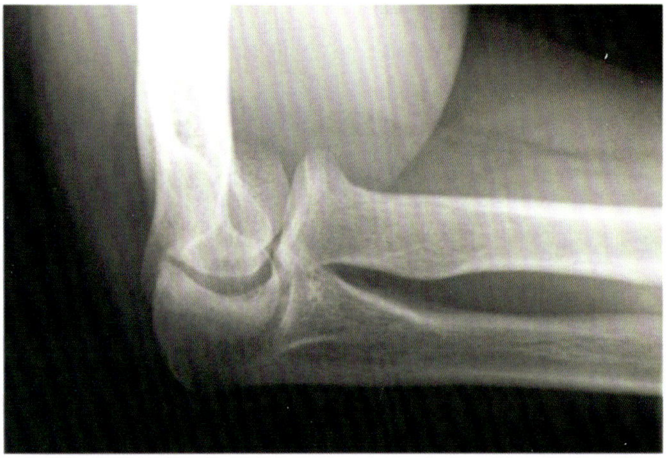

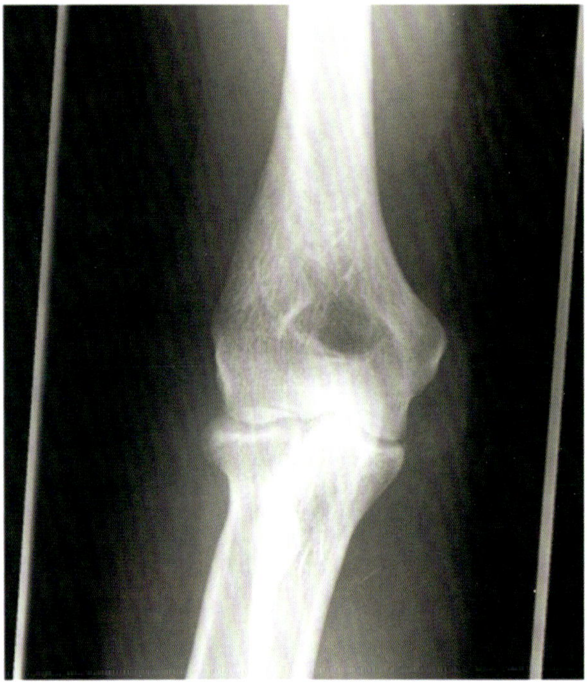

伤后时间	措施
受伤当天	（1）抽出肘关节内积血（关键处） （2）上臂用石膏托固定（呈垂直和反掌姿势）2 周
第 1 天	（1）对石膏托状况进行临床和放射学检查 （2）可自由活动的关节开始康复训练
第 5 天	X 线复查
第 2～4 周	（1）在第 2 周进行 X 线复查 （2）减少使用或拆除石膏托（伤后 10~14 天，根据疼痛情况确定） （3）功能性的主动助力运动疗法（屈伸和旋前 / 旋后） （4）运动疗法 （5）用上臂加压手套 **提示：**不得进行被动的后续延伸，不得诱发最大阻力 / 击打
第 3 周	X 线复查
第 5 周	（1）在没有轴向负重前提下增加负重 （2）继续做主动性和被动性康复治疗 **提示：**必要时继续运动疗法
第 6 周	（1）X 线复查 （2）继续主动性和被动性康复治疗 （3）好转后横向按摩
第 7 周	可以用患肢支撑身体
第 3 个月	（1）恢复性训练 （2）逐渐可以承受体育活动负重 （3）关注内固定材料可能引起的肌腱问题
第 6 个月	（1）第 6 个月起可以进行竞技体育、对抗性运动和有反冲力的运动 （2）关注内固定材料可能引起的肌腱问题

15 桡骨小头骨折，手术治疗

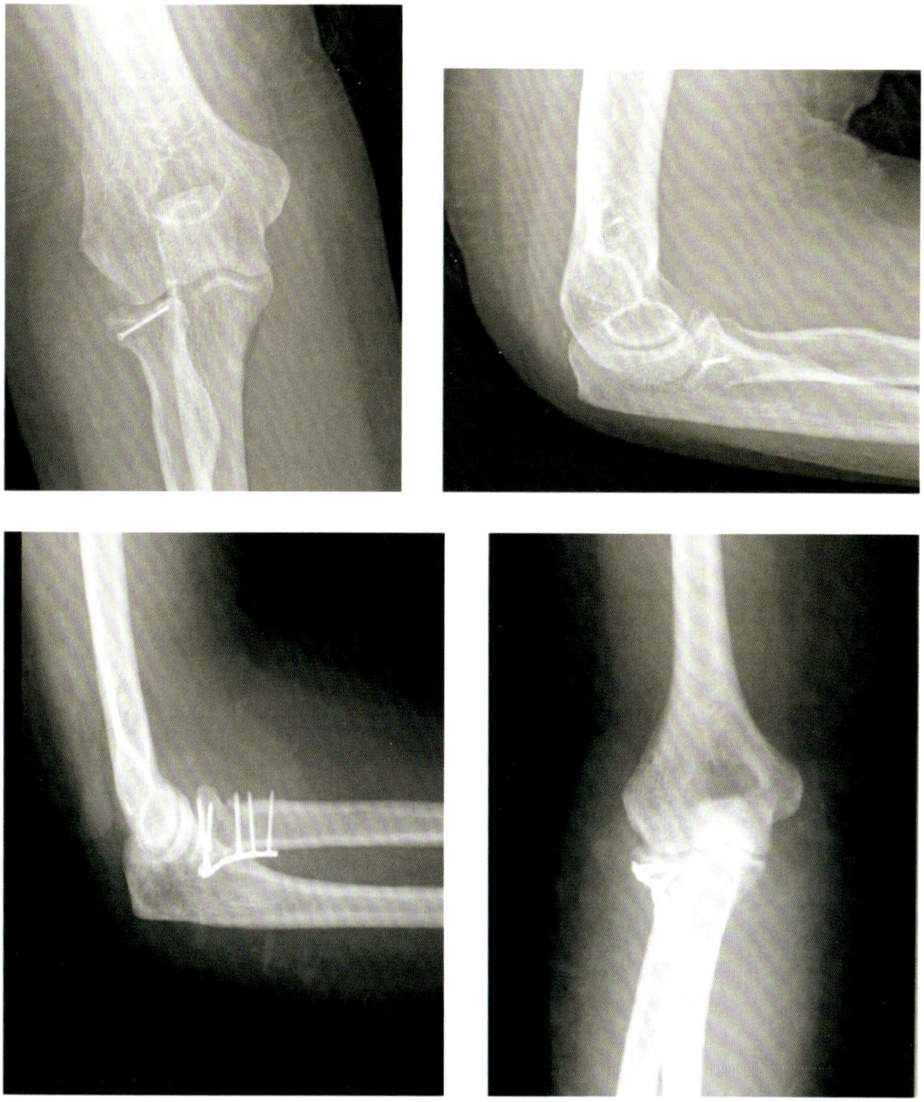

术后时间	措施
术后	根据内固定的稳定性，决定选用石膏固定 2 周（肘关节功能位和前臂旋后位置）或是用弹力绷带固定
第 1 天	（1）开始进行关节的全方位功能助力训练 **提示：**必要时，可在石膏托的支持下进行 （2）检查手指和肩部 （3）抗血栓治疗 （4）运动疗法 **提示：**必要时佩戴上臂加压手套
第 7 天	X 线复查
第 14 天	去伤口敷料，拆线
第 2~4 周	（1）减少使用或拆除石膏（术后 10~14 天，根据疼痛程度确定） （2）继续功能锻炼 **提示：**必要时使用吊带桌辅助治疗、水中运动疗法、运动疗法，不得用患肢对抗最大阻力或冲击力
第 3 周	X 线复查
第 5 周	（1）在没有轴向负重前提下增加负重 （2）继续做主动性和被动性康复训练 **提示：**必要时继续运动疗法

16 桡骨头骨折，人工假体置换术

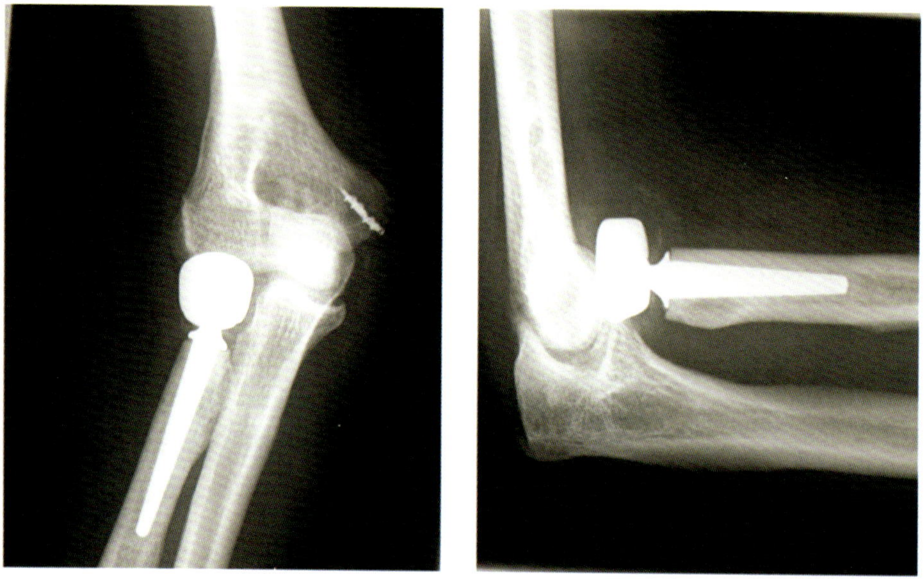

术后时间	措施
术后	**提示**：必要时，用石膏托固定保护 3 周
第 1 天	（1）采用冰敷等消肿措施消肿 （2）手指和肩部活动度练习 **提示**：必要时进行抗血栓治疗
第 3 天	肘关节全方位进行主动助力运动，包括在石膏托支持下进行的旋前和旋后锻炼 **提示**：①不得做有助力的被动练习；②必要时佩戴加压手套
第 7 天	（1）X 线复查 （2）逐渐增加主动运动练习 **提示**：不得做支撑动作，不得外翻挤压
第 14 天	去伤口敷料，拆线
第 3 周	（1）含手关节在内的 X 线复查 （2）减少使用或拆除石膏夹板，可能还需要使用弹力绷带
第 6 周	（1）含手关节在内的 X 线复查 （2）增加负重 （3）可自由活动
第 3 个月	（1）进行恢复性训练 （2）逐渐进行体育活动
第 6 个月	可以进行竞技体育、身体对抗性运动和有回冲力的运动

17 桡骨头切除

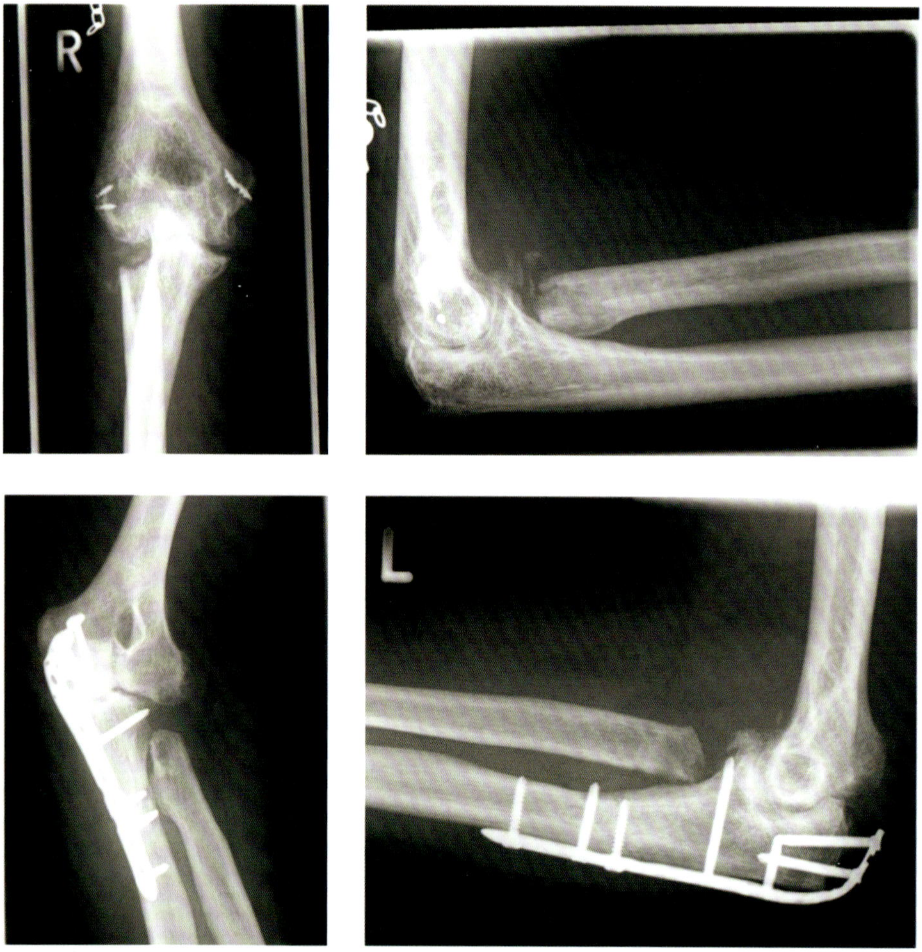

术后时间	措施
术后	用石膏托固定 3 周 **提示：**也可能不需要使用石膏
第 1 天	（1）消肿 （2）抗血栓治疗 （3）手指和肩部检查
第 3 天	肘关节全方位进行主动助力运动，包括在石膏托支持下进行的旋前和旋后锻炼 **提示：**不得做被动练习
第 7 天	（1）X 线复查 （2）逐渐增加主动运动练习 **提示：**不得做支撑动作，不得外翻挤压
第 14 天	去伤口敷料，拆线
第 3 周	减少使用或拆除石膏夹板
第 6 周	（1）含手关节在内的 X 线复查 （2）增加负重 （3）可自由活动
第 3 个月	（1）进行恢复性训练 （2）逐渐进行体育活动
第 6 个月	可以进行竞技体育、身体对抗性运动和有回冲力的运动

18 肘关节强直 / 异位骨化，松解手术[1]

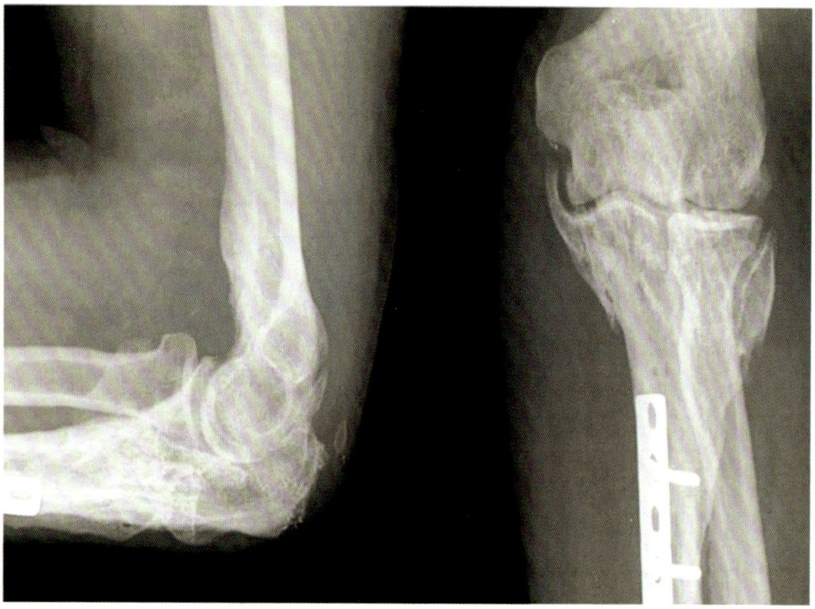

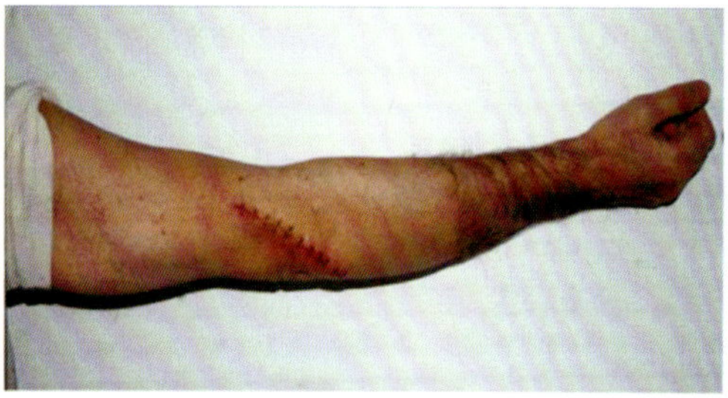

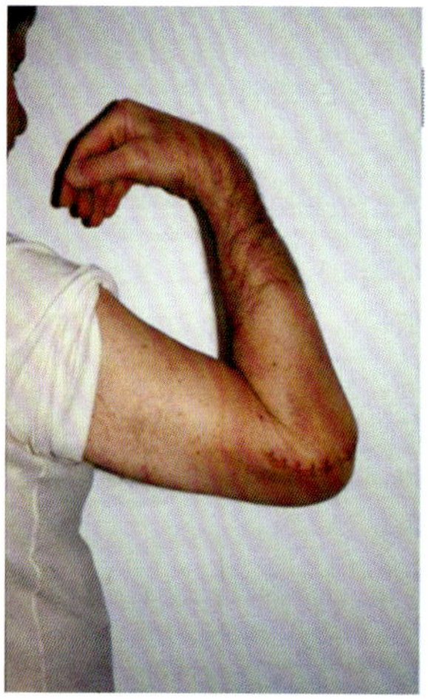

[1] 切开手术 / 关节镜手术。

术后时间	措施
术后	支具保护 3 周，锻炼时取下
第 1 天	（1）冰敷消肿 （2）进行肩关节、腕关节和手指活动锻炼 （3）对患者进行康复教育
第 7 天	（1）注意伤口情况，根据疼痛、肿胀、皮肤颜色和渗出等情况决定康复进度 （2）静态和静态渐进性夹板固定 （3）减轻水肿：轻度加压，逆向按摩，抬高患肢，使用冰袋冰敷 （4）肩部的主动活动度训练，肘关节的持续被动活动 （5）进行日常生活锻炼 **提示：**①做伸手取物、放物的功能活动时应该使用整个上肢和对侧上肢；②滑轮训练可增加关节活动度
第 14 天	（1）去伤口敷料，拆线 （2）静态和静态渐进性夹板固定 （3）持续控制水肿：轻度加压，逆向按摩，抬高患肢，使用冰袋 （4）肩关节主动活动度训练 （5）肘关节屈曲 / 伸展和前臂的主动 / 主动辅助 / 被动关节活动度训练 **提示：**①充分使用患侧上肢进行轻度功能性日常生活活动；②过度运动会导致疼痛加剧；③监测潜在的尺神经激惹或压迫
第 3 周	（1）X线复查 （2）静态和静态渐进性夹板固定 **提示：**①训练中应使用整个患侧上肢及对侧上肢，上肢训练和仰卧位交叉训练可以训练耐力；②滑轮训练可增加关节活动度；③表面生物反馈训练可减少肱二头肌的协同收缩
第 6 周	（1）X 线复查 （2）继续静态和静态渐进性夹板固定 （3）进行主动 / 主动辅助 / 被动关节活动度训练 （4）进行耐力训练 （5）开始借助哑铃和弹力带进行肘关节、前臂、肩部、肩胛部的肌力训练 （6）根据个体情况进行功能训练
第 3 个月	（1）可以承受体育活动负重 （2）恢复性训练
第 6 个月	可以进行竞技体育、身体对抗性运动和有回冲力运动

19 前臂骨干骨折，手术治疗

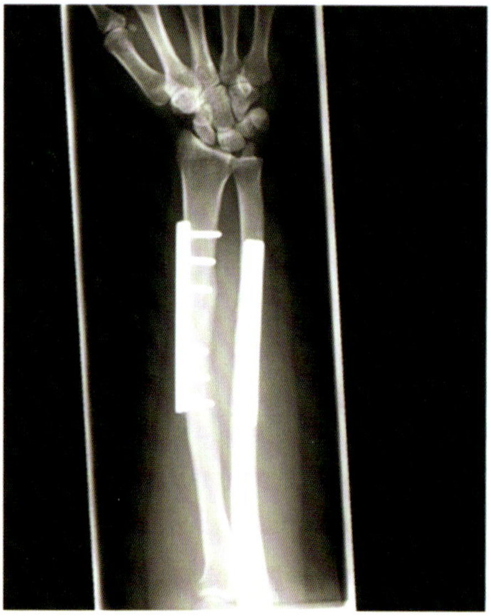
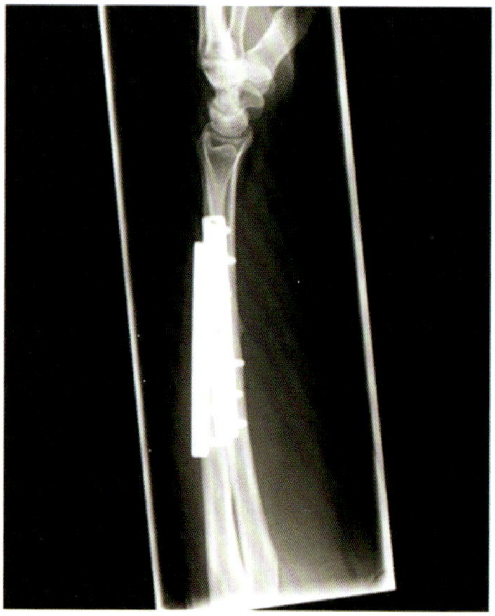

术后时间	措施
术中	使用弹力绷带
第 1 天	（1）功能性的康复训练（手指、肩部、手肘），在不负重的情况下达到疼痛极限 （2）佩戴临时加压手套或使用弹力绷带（如果骨折部位在前臂近中心位置，也需要缠绕到手肘上方） **提示：**必要时患肢保持高位用于消肿 （3）抗血栓治疗，在治疗过程中定期检查手指的灵敏度
第 7 天	X 线复查
第 14 天	去伤口敷料，拆线
第 3 周	（1）X 线复查 （2）继续功能性的康复训练，通过提高强度达到疼痛极限，两侧达到相同的可动性 **提示：**必要时进行运动疗法
第 6 周	（1）X 线复查 （2）逐步增加负重 （3）第 8 周达到完全负重
第 3~4 个月	（1）手臂随意负重 （2）进行恢复性运动训练
第 6 个月	（1）可以进行竞技体育、身体对抗性运动和有回冲力运动 **提示：**内固定材料最早拆除时间在一年半后

第二章

手部

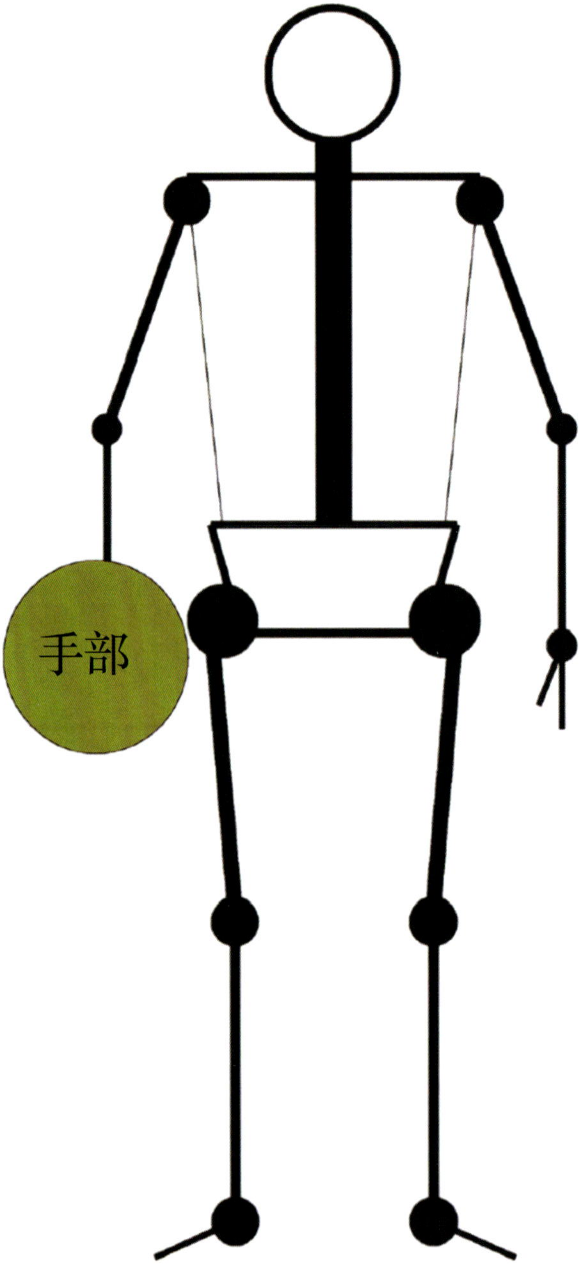

1 手指骨折，保守治疗[1]

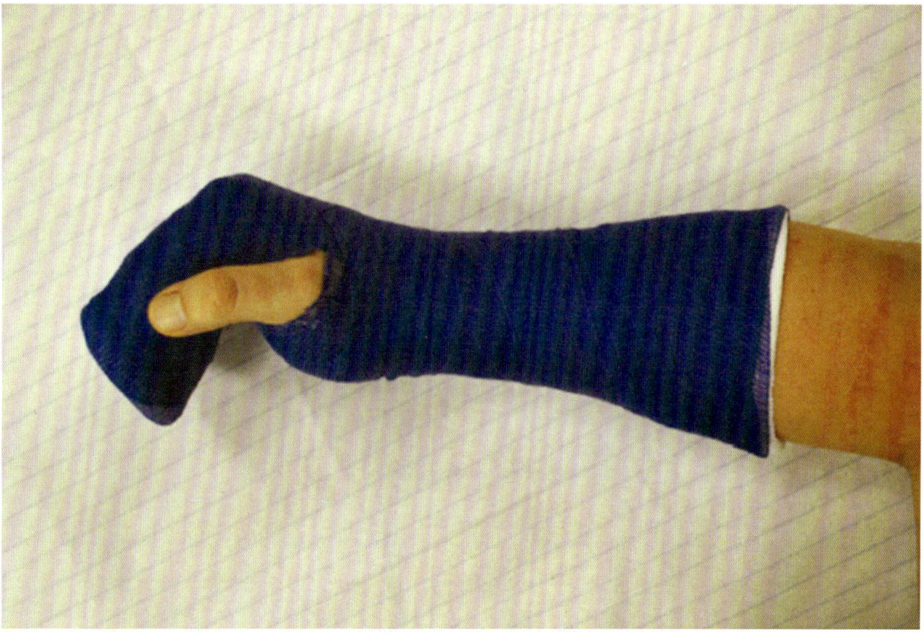

[1] 手指骨折无移位，为稳定型。

伤后时间	措施
受伤当天	在安全（功能）位置用石膏固定4周，必要时只用两片指骨夹板固定即可 **提示：**如果远端指骨骨折，必要时需缓解甲下血肿并使用短夹板伸直位固定
第4、7、11天	定期进行X线复查（例如4-7-11原则），如果出现继发性骨折移位，需进行手术
第3周	（1）X线复查 （2）必要时并指固定 （3）谨慎地开始康复治疗
第4周	（1）X线复查 （2）拆除石膏后每周进行3次康复治疗，此外，每周进行4次疼痛程度可接受的运动疗法加以补充 （3）可以增加负重 （4）指导独立锻炼 **提示：**必要时佩戴临时加压手套

2 掌骨骨折，保守治疗

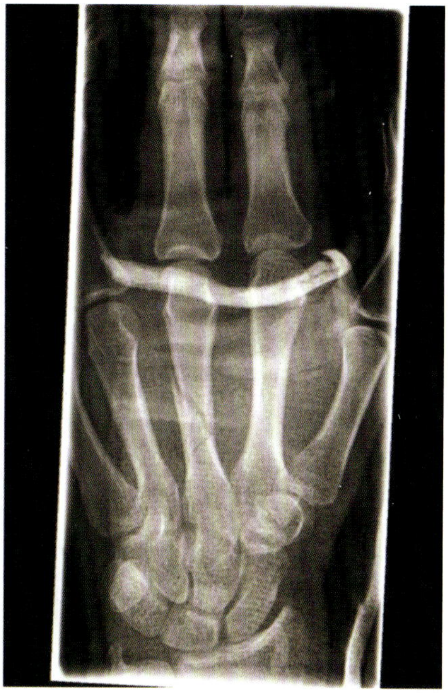

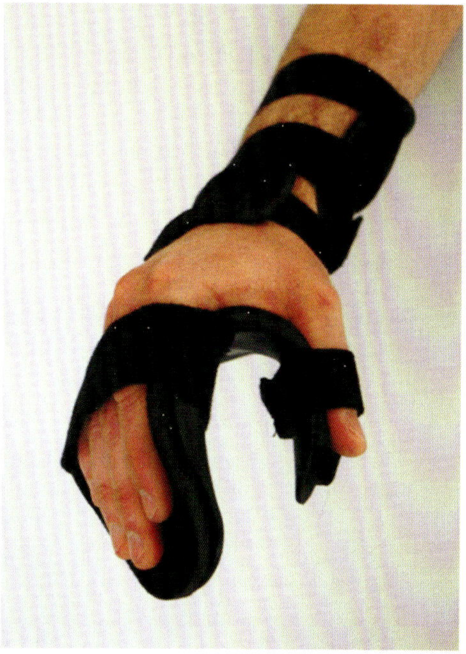

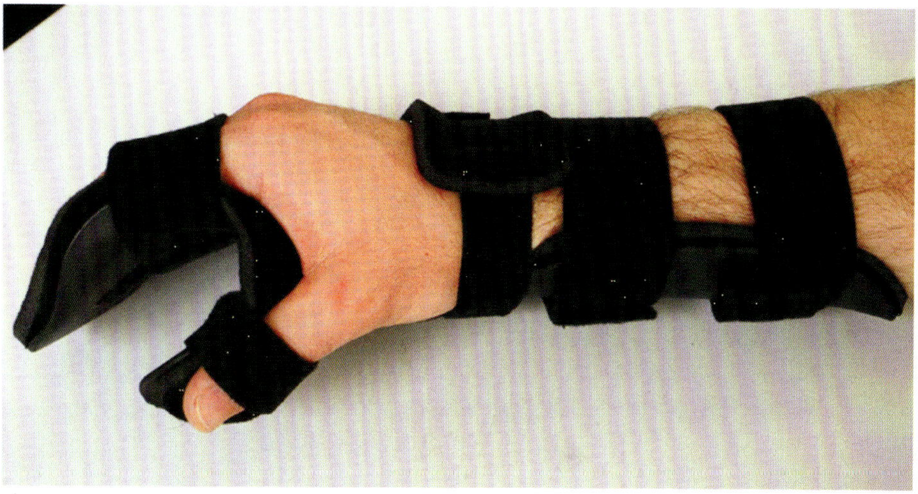

伤后时间	措施
受伤当天	在安全（功能）位置用石膏固定4周，并在指导下开始早期功能锻炼
第4、7、11天+第3、4周	定期进行X线复查（例如4—7—11原则），如果发生继发性骨折移位，需进行手术
第5周起	（1）减少使用或拆除石膏固定 （2）继续并指固定2周，每周进行3次康复治疗，经过1周后酌情辅以运动疗法（每周4次），并逐渐增加负重 （3）指导独立锻炼 **提示：**必要时佩戴临时加压手套
第6~8周	（1）可以完全负重 （2）第10周后可以进行体育活动，不得进行竞技体育和身体对抗性运动
第6个月	可以进行竞技体育和身体对抗性运动

3 掌骨骨折，手术治疗

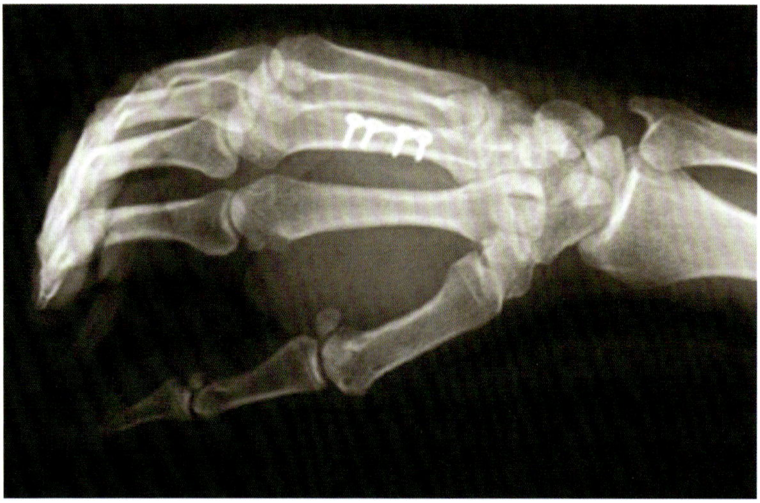

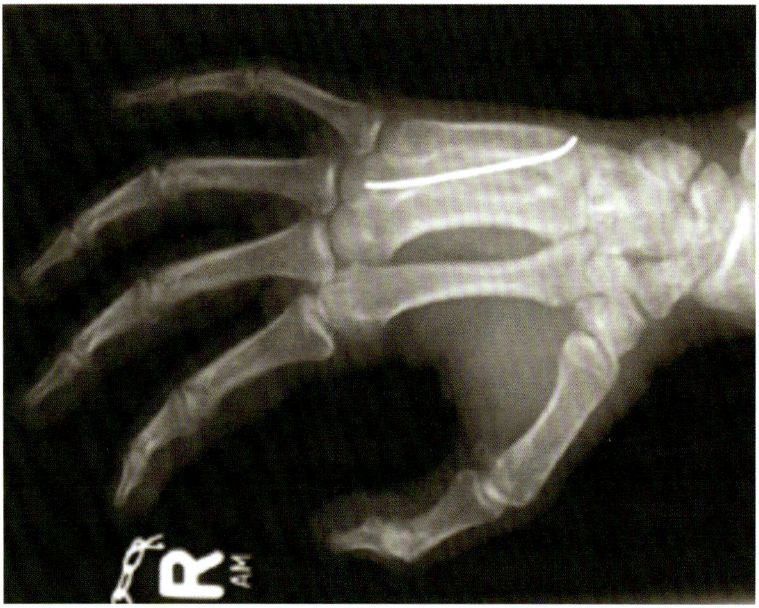

术后时间	措施
第 1 天	进行主动和被动的运动练习，每天施加静态负重（体重），每周门诊 4 次 **提示：**①运动不受限，不得负重；②必要时佩戴临时加压手套
第 3 天	X 线复查
第 14 天	去伤口敷料，拆线
第 3 周	X 线复查
第 4 周起	（1）继续每周 3 次康复治疗，每周 4 次运动疗法 （2）独立锻炼
第 6 周	（1）X 线复查 （2）增加负重，活动自如 **提示：**如果可动性较差，必要时可通过肌腱黏连松解术拆除敷料，内部骨接合病例需在第 8~12 周后进行
第 10 周	可以承受体育负重，不得进行竞技体育和身体对抗性运动
第 6 个月	（1）可以进行竞技体育和身体对抗性运动 （2）可以拆内固定材料

4 舟月骨分离，保守治疗 / 手术治疗

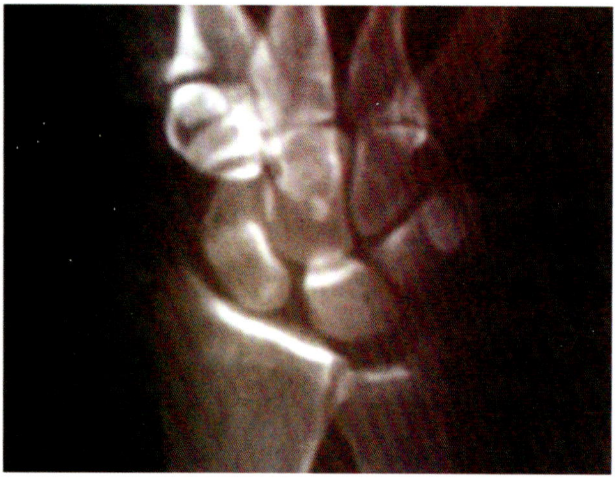

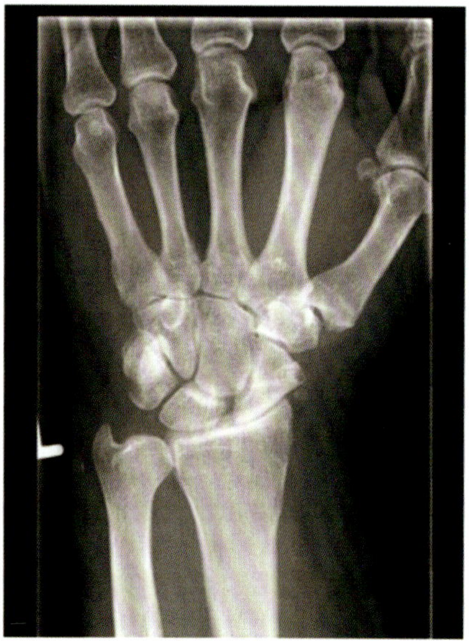

伤后时间	措施
受伤当天	（1）复位 （2）必要时手术行螺钉 / 克氏针固定，重建舟月骨间韧带
第 1 天	抗血栓治疗
第 7 天	X 线复查
第 14 天	必要时去伤口敷料，拆线
第 6~8 周	（1）X 线复查，必要时 CT 复查 （2）减少使用或拆除石膏夹板 （3）开始功能锻炼并增加负重 **提示：**如果患者进行了接骨，此时可拆除外固定石膏，不得拆除 Herbert 螺钉

5 腕舟骨骨折，保守治疗

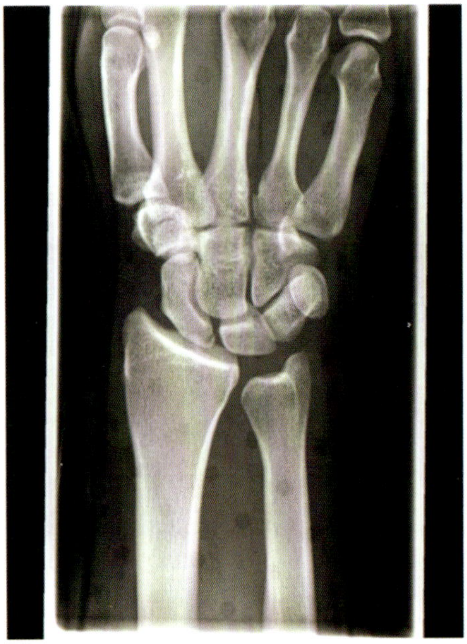
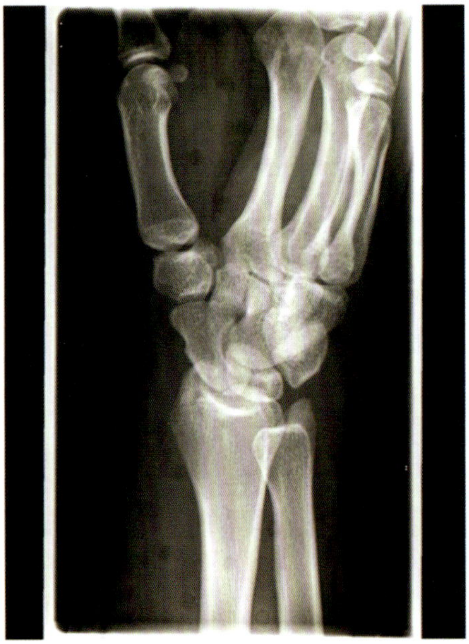

伤后时间	措施
受伤当天	（1）X 线和 CT 诊断性检查，用于制订治疗方案 （2）上臂包括拇指掌指关节在内用石膏固定 6 周（对腕关节进行轻微的背侧牵引和桡侧外展）
第 1 天	（1）X 线复查 （2）在石膏固定下进行手指练习（首先是掌指关节）
第 7 天	X 线复查
第 3 周	换成前臂包括拇指掌指关节在内用石膏固定
第 6 周	（1）X 线复查，必要时 CT 复查 （2）如果可确定骨折部位已愈合（在 CT 机中检查 3 个剖面的愈合情况），可拆除石膏，开始康复理疗和运动疗法，逐渐增加负重 （3）如果骨折部位不见愈合，则前臂包括拇指掌指关节在内用石膏继续固定 6 周后重新进行 X 线和 CT 复查，同时康复理疗和运动疗法
第 7 ~ 11 周	（1）开始康复理疗（每周 3 次） （2）独立运动练习 **提示：**必要时佩戴加压手套
第 12 周	（1）X 线复查，必要时 CT 复查 （2）继续康复理疗（每周 3 次），运动疗法（每周 4 次） （3）静力和动力负重练习 （4）可以进行体育活动 **提示：**如果第 12 周后通过 CT 复查发现骨骼仍没有愈合，则需要进行手术治疗

6 腕舟骨骨折，手术治疗

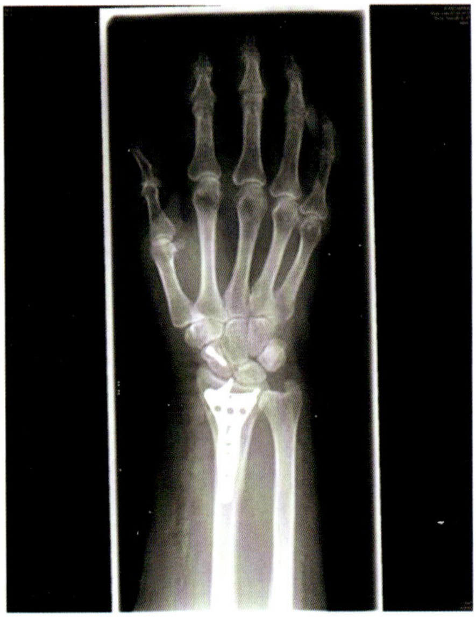
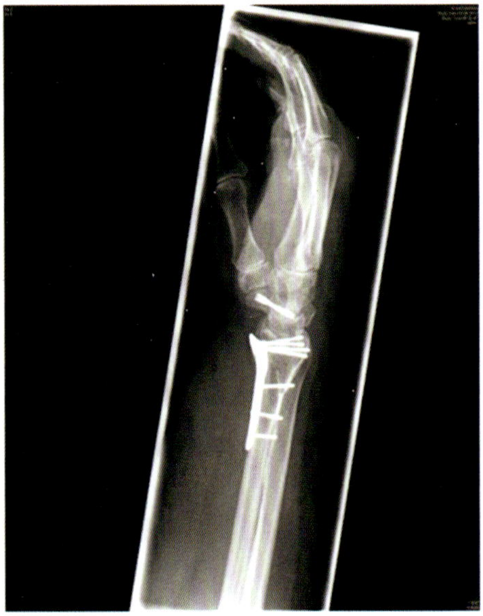
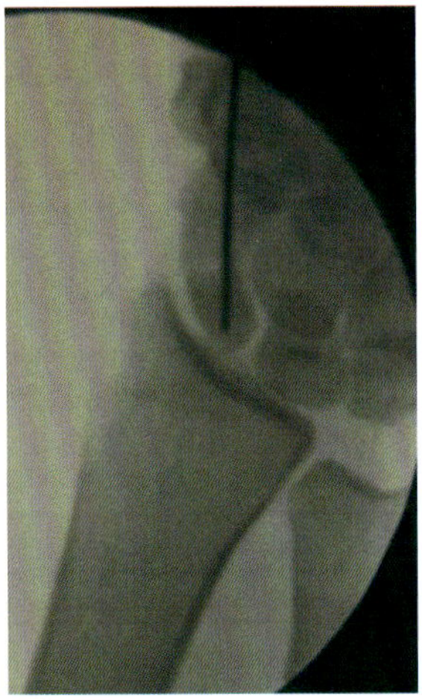
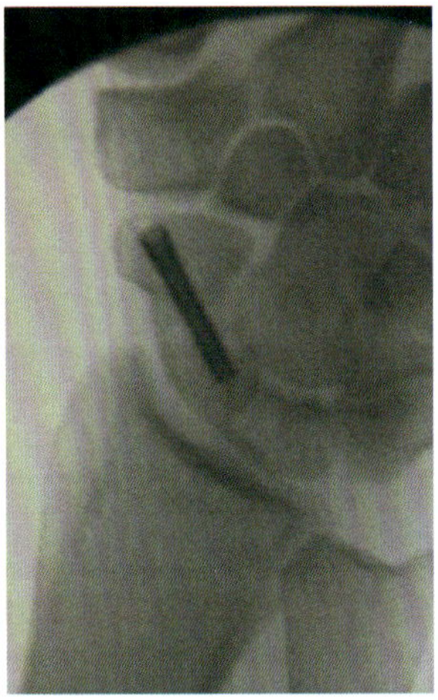
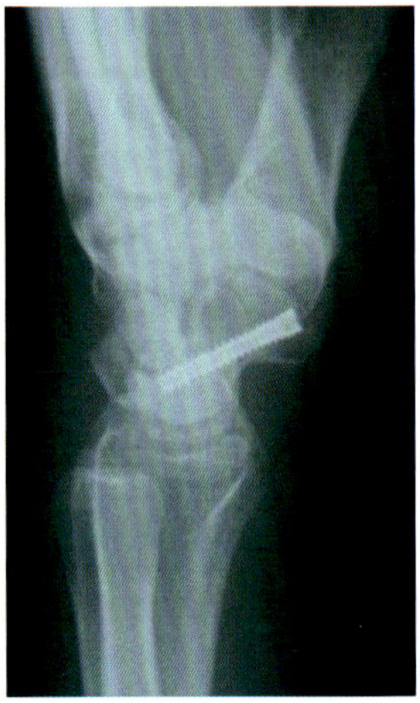

术后时间	措施
术后	前臂石膏固定6周
第1天	在石膏托支持下进行主动运动练习 **提示：**必要时佩戴临时加压手套
第3天	X线复查
第1～6周	（1）功能锻炼（每周3次），不得负重 （2）独立运动练习，从第2～4周起可以借助写字桌活动锻炼
第14天	去伤口敷料，拆线
第6周	（1）CT复查（检查骨折愈合情况） （2）减少使用或拆除石膏夹板 **提示：**若有假关节形成，则进行手术［取髂骨骨块填充，进行Matti-Russe（游离髂骨嵌入式植骨法）植骨术］
第7～8周	（1）运动疗法（每周4次） （2）增加负重，第8～10周后调整为完全负重 （3）独立运动练习 **提示：**第4～6个月后可以进行体育活动

7 腕管综合征，手术治疗

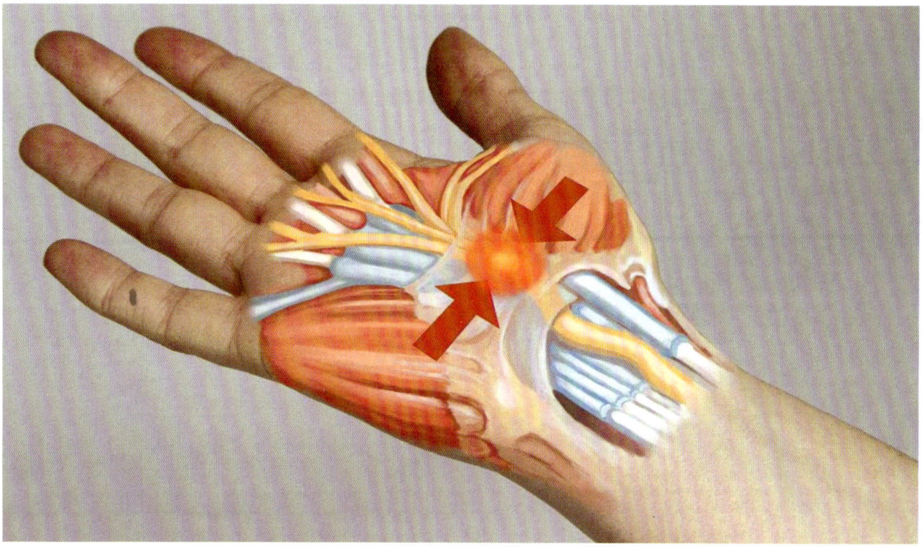

术后时间	措施
第 1 天	（1）手指和手腕的主动运动练习，在换绷带时应注意手指的活动性 （2）指导患者进行手指和手腕的独立运动练习 （3）抗血栓治疗
第 3 天	每天进行多次手指和手腕的独立运动练习，如果运动受限，可采用康复疗法，不得负重，不得进行力量训练
第 11 天	去伤口敷料 **提示：**①必要时可采用 2～6 周的运动疗法；②必要时进行去疤痕治疗
第 3 周	恢复工作能力

第四章

脊柱

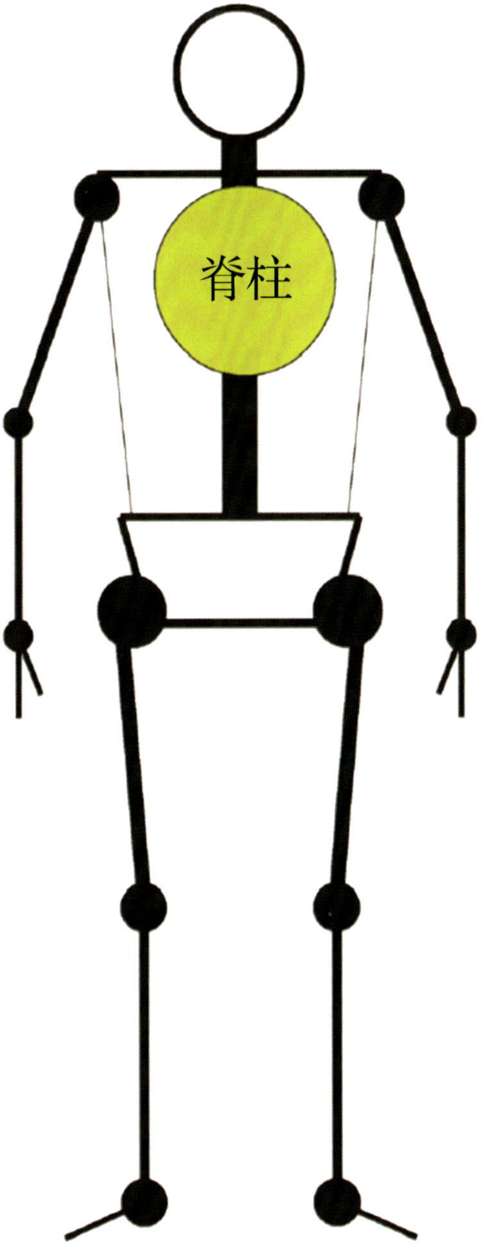

1 椎体后凸成形术，椎体成形术

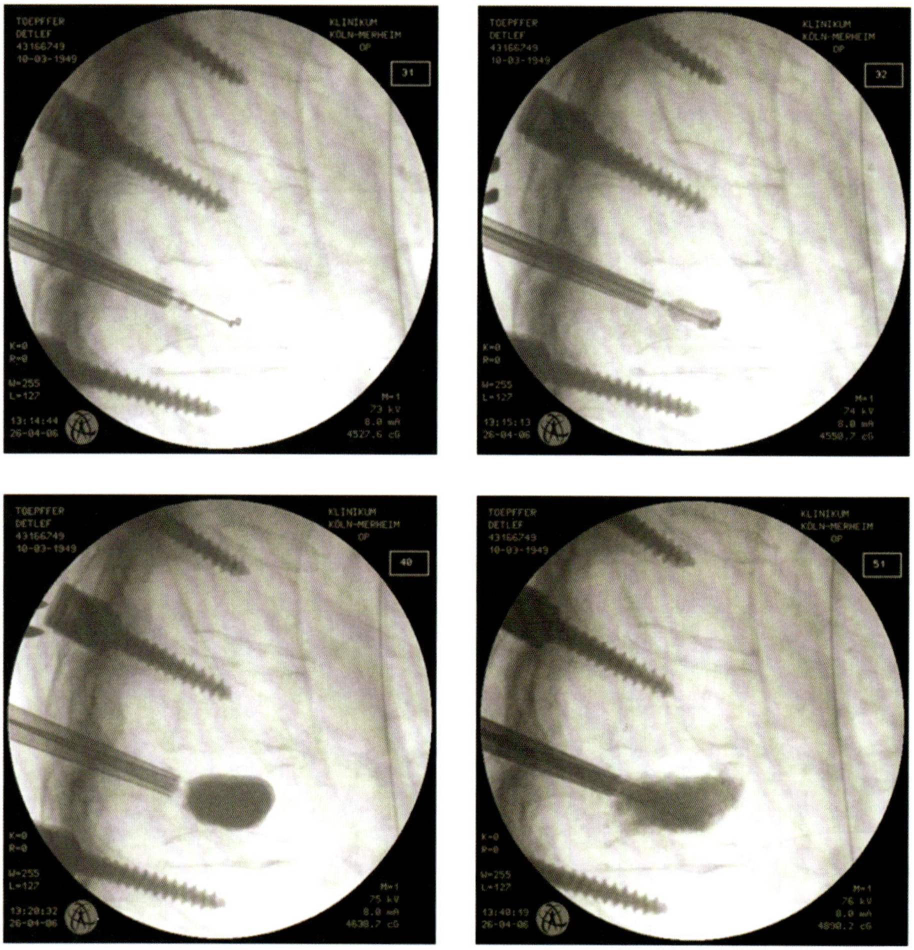

术后时间	措施
第 1 天	（1）立即开始功能锻炼 （2）在完全负重下进行被动运动，重点关注肌肉等长收缩练习 （3）姿势锻炼和运动训练（背部康复训练） **提示：**6 周内不得抬升重物
第 7 天	X 线复查
第 14 天	去伤口敷料，拆线
第 2 周	可以游泳和骑自行车，但必须尽可能保持身体直立
第 3、6 周	X 线复查
第 6 周起	逐渐增加负重 **提示：**①预防骨质疏松（必要时测定骨密度）；②防止跌倒；③平衡训练

2 椎体稳定型骨折，保守治疗

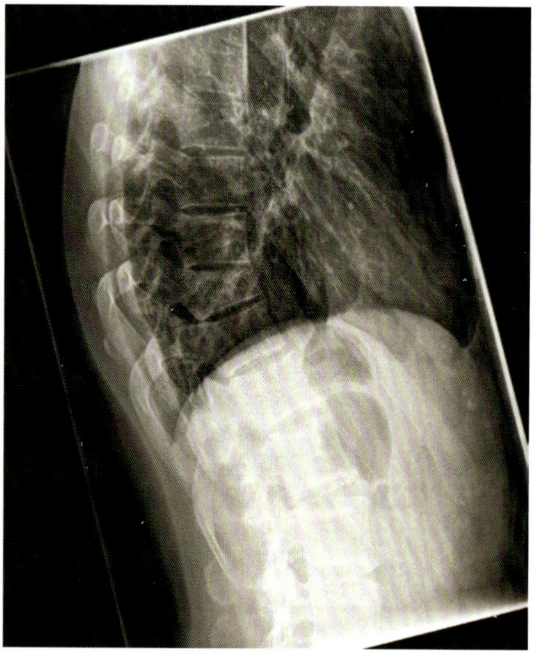

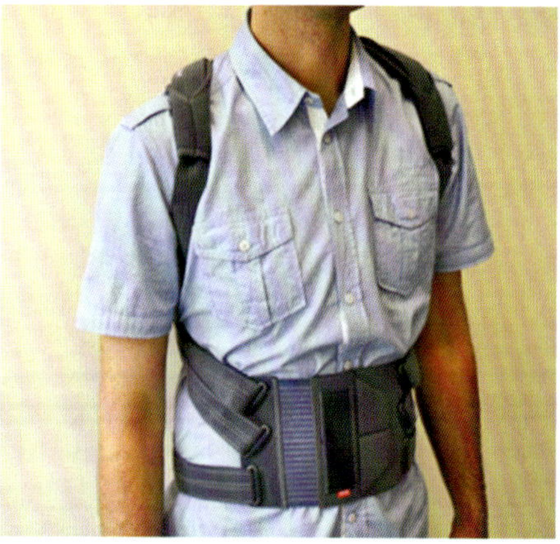

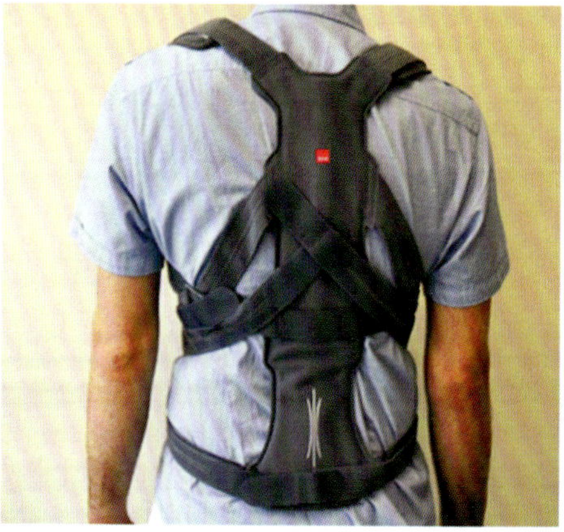

伤后时间	措施
第 1 天	（1）确保将患者在无疼痛感状况下抬到床上，进行止痛治疗 （2）呼吸练习 （3）保持身体呈轴向对称进行脊柱的稳定性和肌肉力量方面的功能锻炼，可以保持脊柱成为一个“整块（En-bloc）”转动
第 3 天	康复性游泳（不得进行蛙泳） **提示：**不得在俯卧位进行康复训练
第 7 天	（1）站立位 X 线复查（排除脊柱后凸） （2）坐立训练 （3）根据脊柱情况适当地从床上直起身来，根据检查结果进行步态练习（助步车或自由行走）、台阶练习、背部康复训练、姿势训练、稳定性训练
第 2~4 周	（1）站立位 X 线复查（排除脊柱后凸、钙化） （2）继续功能锻炼
第 5 周	开始躯体弯曲练习和所有其他尚未开展的脊柱功能锻炼
第 6 周	（1）站立位 X 线复查（排除脊柱后凸、钙化） （2）功能锻炼中逐渐增加负重至完全负重，每天坚持负重
第 10~12 周	治疗期结束，恢复正常职业生活，需终生坚持独立背部锻炼 **提示：**如果脊柱后凸出现明显加重、移位、钙化压迫神经的情况，要进行手术治疗

3 椎体不稳定型骨折，保守治疗

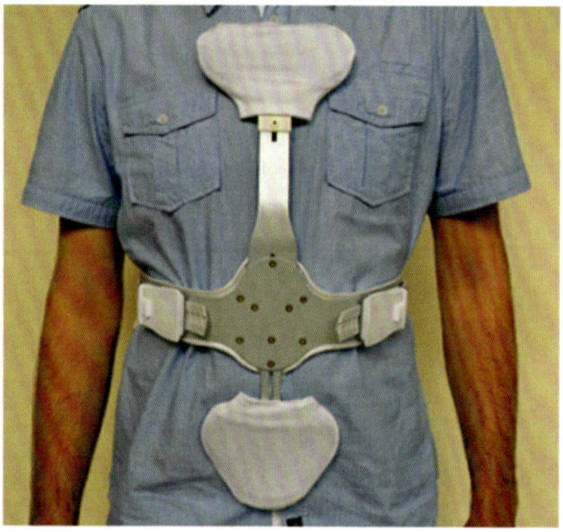

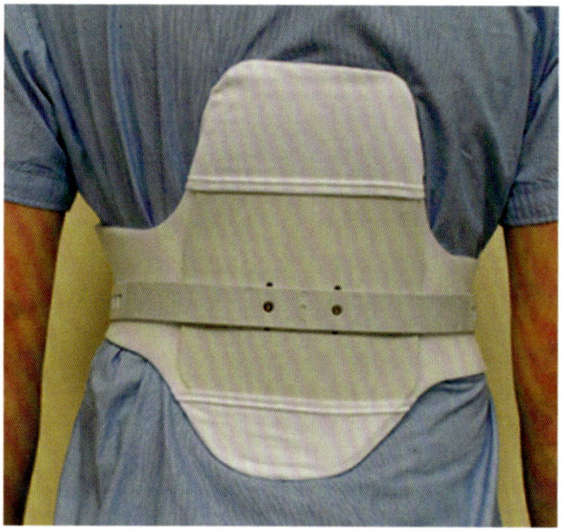

伤后时间	措施
受伤当天	（1）根据骨折类型卧床休息 3~6 周 （2）确保将患者在无疼痛感状况下抬到床上，止痛治疗
第 1 天	（1）可以活动 （2）张力训练 （3）借助弹力带进行力量训练 （4）循环系统锻炼 （5）呼吸练习 （6）调节肠胃运动 **提示：**可能需要借助整形束腹衣（用于支撑脊柱）、紧身围腰加以调整，以达到可活动的目的
第 7 天	X 线复查
第 2、3、4 周	X 线复查
第 4~6 周	（1）根据检查结果和循环系统状况开始进行步态练习（助步车或自由行走）、台阶训练、姿势训练、转换训练（卧姿到坐姿和坐姿到卧姿的转换）、稳定性训练、整个脊柱进行增加肌肉力量的功能训练 （2）康复性游泳
第 6、9、12 周	（1）X 线复查 （2）临床检查 （3）CT 复查（第 6 周和第 12 周后） **提示：**如果出现顽固性移位、钙化压迫神经的情况，要进行手术治疗
第 6、9、12 个月	（1）X 线复查 （2）临床检查 （3）CT 复查 （4）如果康复良好，第 6 个月起可以负重、做抬升动作和进行体育活动，需终生坚持背部锻炼

4 椎体不稳定型骨折，手术治疗[1]

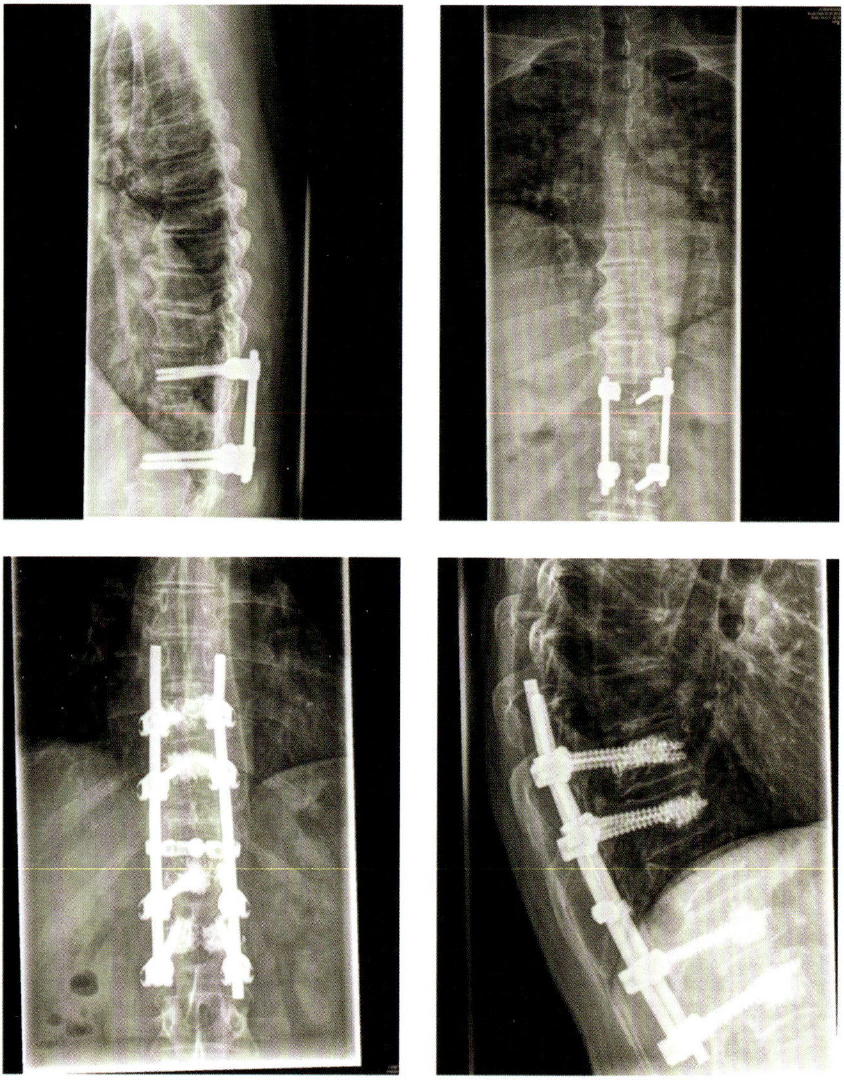

[1] 后路稳定术。

术后时间	措施
第 1 天	（1）四肢进行疼痛程度可接受的助力运动 （2）呼吸练习
第 2 天	（1）先在助步器上活动，如果患者循环系统呈稳定状，换成借助拐杖练习，最后进行自由行走锻炼 （2）姿势训练 （3）体位转换训练（卧姿到坐姿和坐姿到卧姿的转换） （4）接受脊柱稳定性方面的康复治疗 （5）站立练习和行走练习 （6）台阶训练
第 3 天	CT 复查螺钉位置和脊柱神经状况
第 14 天	（1）去伤口敷料，拆线 （2）康复性游泳（不能进行蛙泳） （3）背部肌力训练 **提示：**不得在俯卧位进行康复训练
第 6 周	X 线复查 **提示：**必要时行腹部支撑
第 12 周	X 线复查和临床检查
第 6、12 个月	（1）X 线复查 （2）临床检查 （3）如果康复良好，第 6 个月起可以负重、做抬升动作和进行体育活动 （4）CT 复查（第 12 个月后） **提示：**1 年内不得拆除内固定装置

5 椎体不稳定型骨折，手术治疗[1]

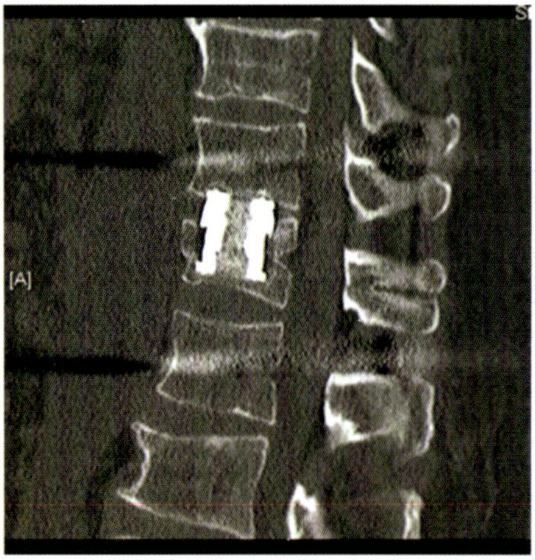

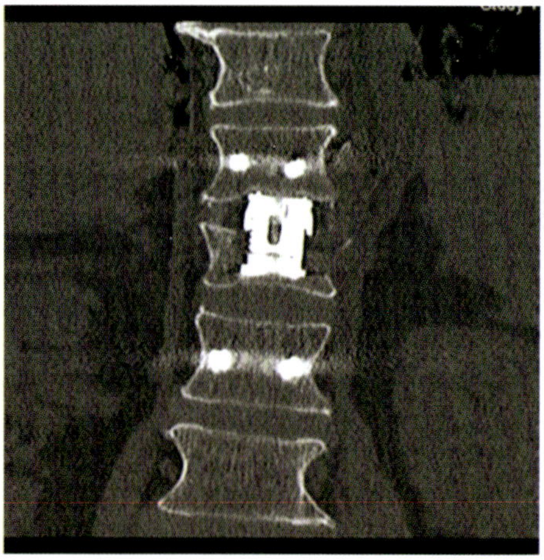

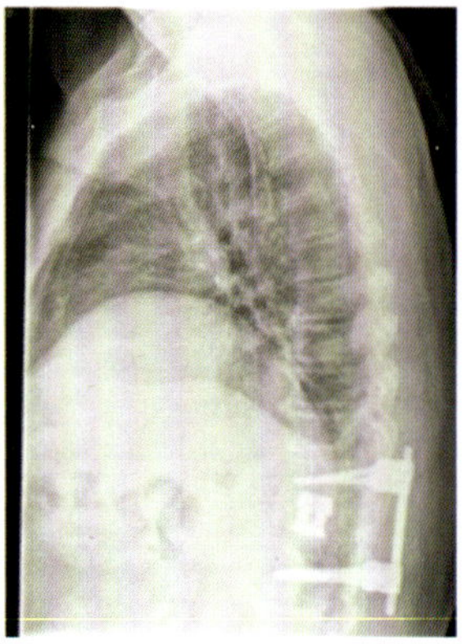

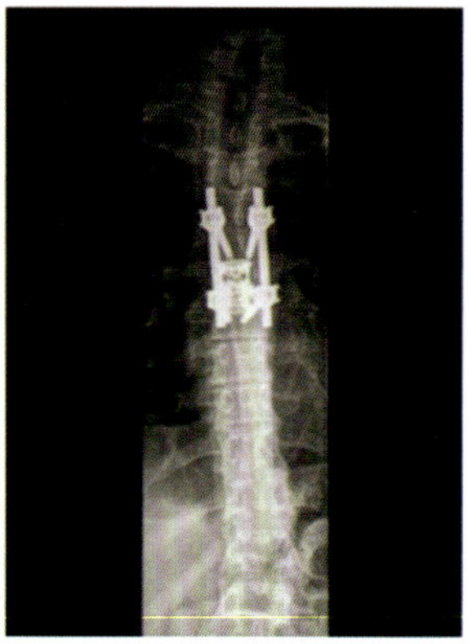

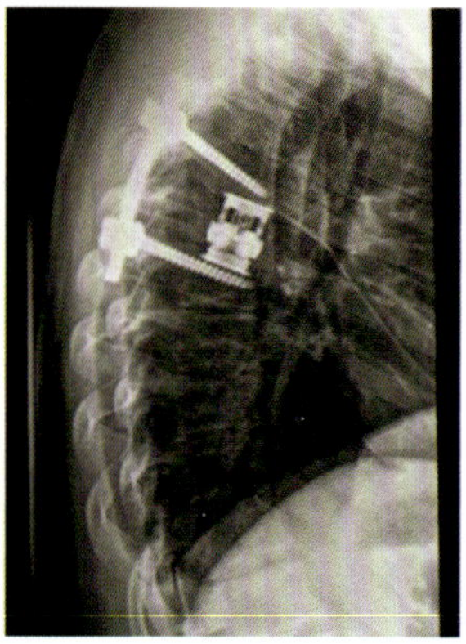

[1] 腹背侧稳定术。

伤后时间	措施
腹背侧稳定术前	（1）腰部手术：温和通便 （2）胸部手术：强化呼吸练习
第 1 天	（1）自由仰卧 （2）强化呼吸练习（患者可能还进行了胸廓造口术） （3）四肢进行疼痛程度可接受的助力运动
第 2 天	（1）去胸腔引流管 （2）X 线复查
第 3 天	（1）CT 复查神经状况 （2）先在助步器上活动，如果患者循环系统稳定，换成借助拐杖练习，最后进行自由行走锻炼 （3）站立和行走练习 （4）姿势训练 （5）体位转换训练（卧姿到坐姿和坐姿到卧姿的转换） （6）台阶训练 （7）背部肌力训练 （8）接受脊柱稳定性方面的功能训练 （9）全方位的功能锻炼
第 11 天	（1）去伤口敷料 （2）治疗性游泳 **提示：**①不能进行蛙泳；②不得进行俯卧姿势的功能锻炼
第 6 周	（1）X 线复查 （2）脊柱活动不受限，加强脊柱力量 （3）与职业相关的康复训练 （4）12 周后重新获得工作能力
第 10 ~ 12 周	CT 复查，如果腹背侧稳定，可拆除支撑物
第 3 ~ 6 个月	X 线复查和临床检查，如果康复良好，第 6 个月起可以负重、做抬升动作和进行体育活动
第 12 个月	CT 复查

注：（1）采用两阶段手术方法，应间隔 6~12 周

（2）第一阶段手术后的康复训练，参见“椎体不稳定型骨折，手术治疗（后路稳定术）”，不得有轴向负重

第五章

骨盆和髋部

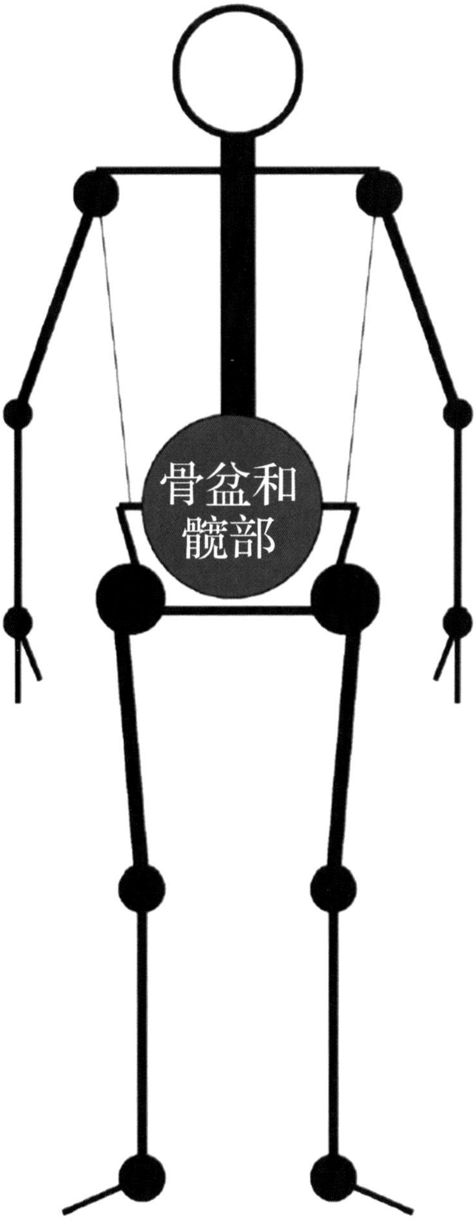

1 髋臼骨折，保守治疗

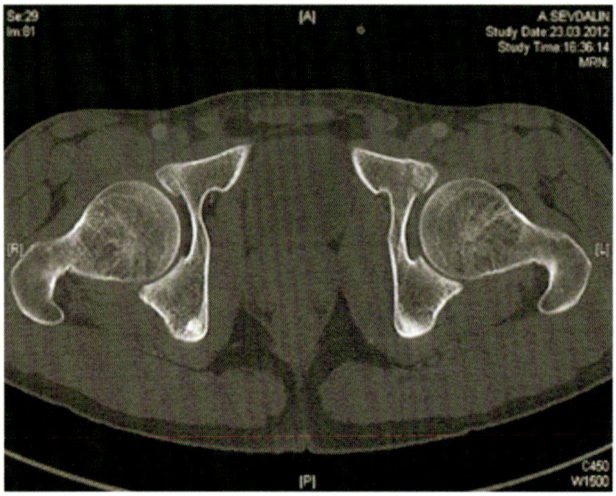
Se:29
Im:81
[A]
A SEVDALIN
Study Date:23.03.2012
Study Time:16:36:14
MRN:
[R]
[L]
[P]
C450
W1500

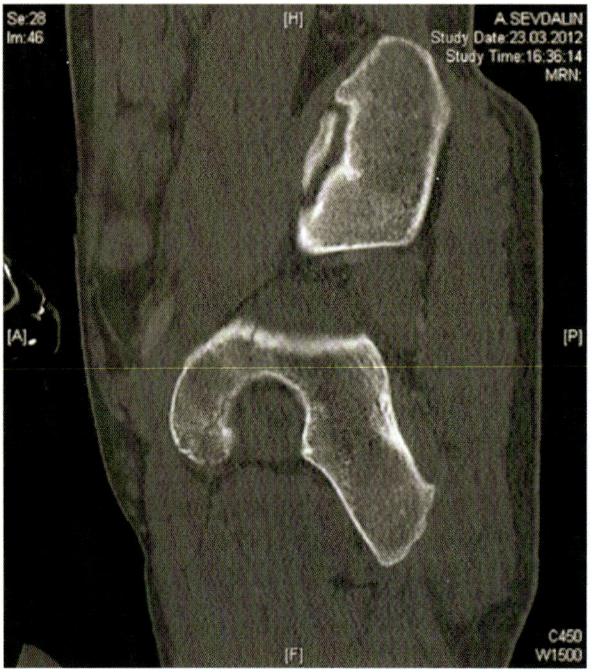
Se:28
Im:46
[H]
A SEVDALIN
Study Date:23.03.2012
Study Time:16:36:14
MRN:
[A]
[P]
[F]
C450
W1500

术后时间	措施
受伤当天	必要时髁上牵引 3~6 周（有髋关节中心脱位时）
第 1 天	（1）下肢等长收缩训练 （2）骨盆肌肉训练、功能康复训练（髋关节脱位中不得使用） （3）呼吸训练 （4）镇痛治疗 （5）抗血栓治疗 （6）指导完成足和小腿的独立运动 **提示：**8 周内不得进行髋关节伸展抬举动作，患者需穿上加压连裤袜
第 2 天	在助步器上从健侧开始进行活动，在第 6~12 周前扶拐尝试足底着地进行刺激，促进肠蠕动 **提示：**如果腿部肿胀，进行抗血栓治疗（二联疗法）
第 5 天	X 线复查骨盆全图，必要时补充髂骨翼或骨盆上口位摄片，甚至骨盆 CT 扫描
第 3、6 周	X 线复查骨盆全图，必要时补充髂骨翼或骨盆上口位摄片，甚至骨盆 CT 扫描 **提示：**如果愈合趋势良好，可逐渐增加负重至体重的 1/2
第 12 周	（1）X 线复查骨盆全图，必要时补充髂骨翼或骨盆上口位摄片，甚至骨盆 CT 扫描 （2）可逐渐增加负重至完全负重 （3）12 周后痊愈，每年进行 X 线复查是否出现股骨头缺血性坏死情况
第 6 个月	可以进行体育活动

2 髋臼骨折，手术治疗

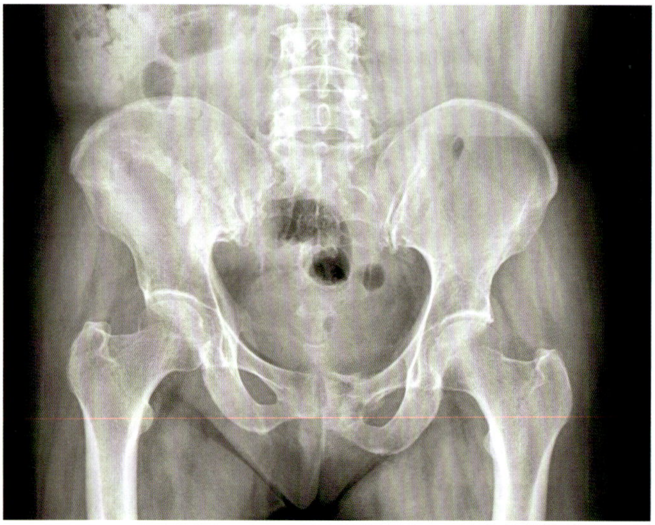

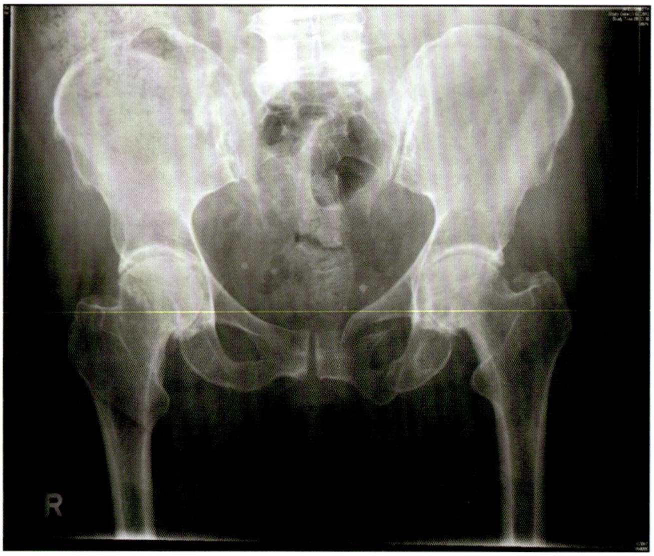

治疗时间	措施
第 1 天	（1）髋部助力运动 （2）借助短杠杆屈曲和外展 （3）呼吸练习 （4）下肢等长收缩训练 （5）指导完成足和小腿的独立运动 （6）抗血栓治疗 **提示：**坐在高脚凳上臀部屈曲不得大于 90° （7）（腿）搭到床沿上进行被动运动 （8）穿上加压连裤袜，预防异位骨化
第 2 天	（1）在助步器上先从健侧开始进行活动，在 6 周内扶拐尝试足底着地进行刺激 （2）增加主动运动练习，屈曲不得大于 90°，使用动力支具
第 4、7、11 天	手术部位的超声波检查，调节肠蠕动 **提示：**如果腿部肿胀，进行抗血栓治疗（二联疗法）
第 7 天	X 线复查骨盆全图，必要时补充髂骨翼 / 骨盆上口位摄片，甚至骨盆 CT 扫描
第 14 天	（1）去伤口敷料拆线。如伤口恢复情况良好，可采取水中运动疗法 （2）台阶训练
第 3 周	（1）X 线复查骨盆全图，必要时补充拍摄（翼骨图片 / 充填器图片），甚至骨盆 CT 扫描
第 7 周	（1）X 线复查骨盆全图，如有必要补充髂骨翼 / 骨盆上口位摄片，甚至骨盆 CT 扫描 （2）可逐渐增加负重至完全负重 （3）可以独立坐凳 （4）8 周后开始康复功能训练 （5）每年进行 X 线复查：股骨头缺血性坏死

3 骨盆稳定型骨折，保守治疗

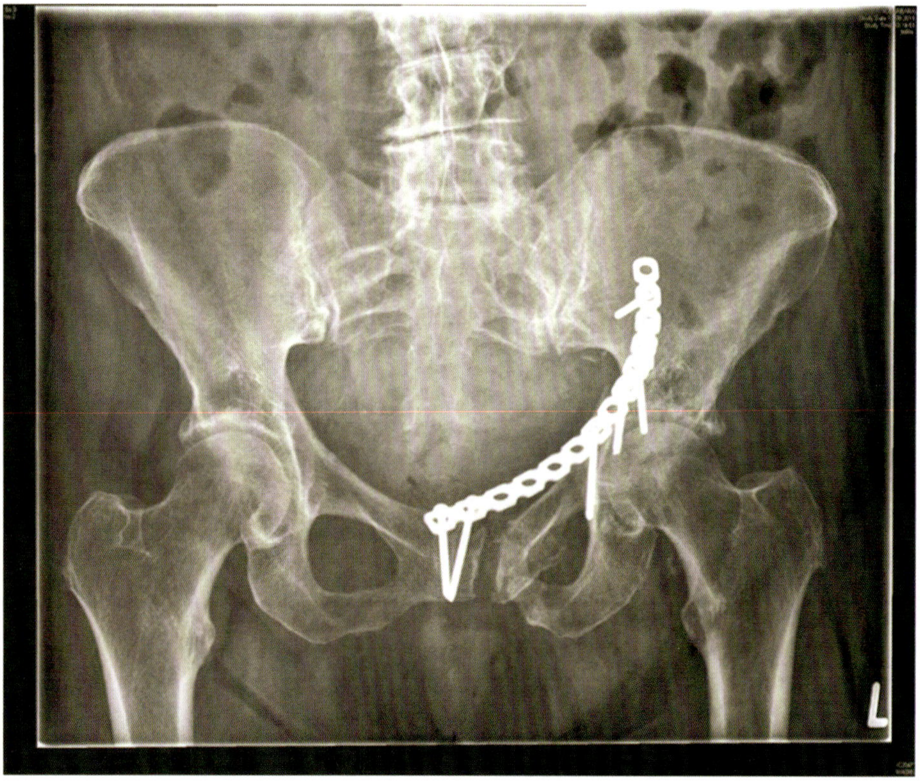

伤后时间	措施
第 1 天	（1）及时镇痛治疗 （2）髋关节助力运动 （3）借助短杠杆屈曲和外展 （4）呼吸练习 （5）下肢等长收缩训练 （6）指导完成足和小腿的独立运动 （7）在床沿上活动 （8）可穿上加压连裤袜
第 2 天	（1）在助步器上从健侧开始进行活动 （2）在 6 周内扶拐尝试足底着地进行刺激，直至无疼痛感，然后逐渐增加负重至完全负重 （3）加强主动运动练习，促进肠蠕动
第 7 天	（1）X 线复查骨盆全图，必要时补充摄片（骨盆入口 / 出口方位） （2）如果状态一切良好，可采取水中运动疗法 （3）台阶训练
第 3、7 周	X 线复查骨盆全图，必要时补充摄片（骨盆入口 / 出口方位），甚至骨盆 CT 扫描

4 骨盆骨折[1]，手术治疗

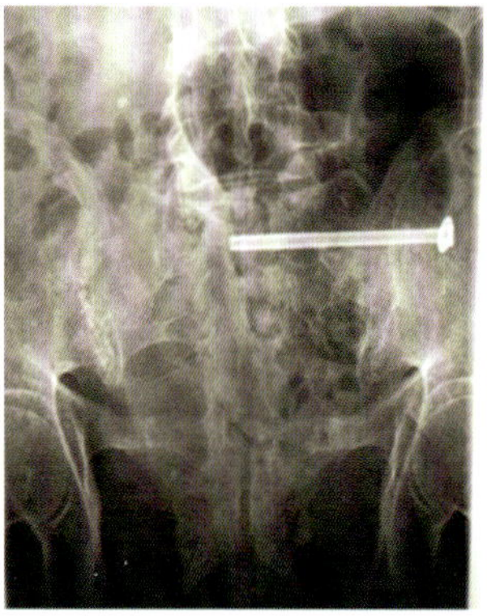

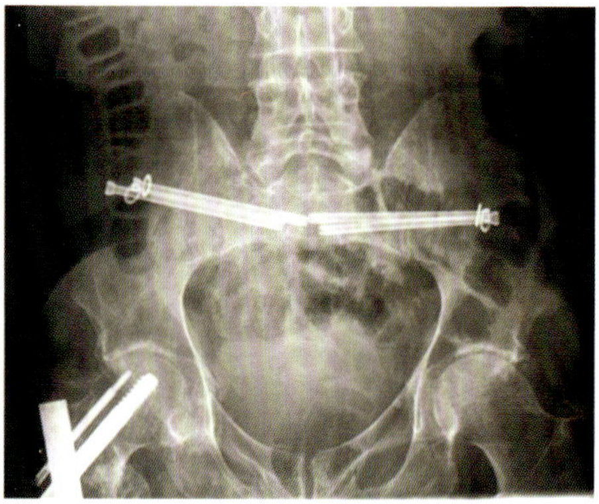

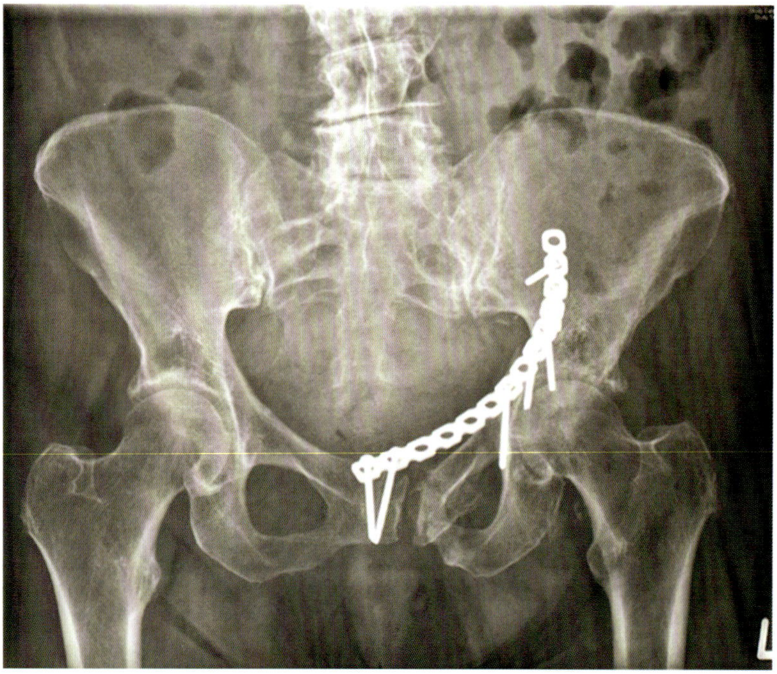

［1］也包含用 ISG 螺丝固定的骨盆后环骨折。

术后时间	措施
第 1 天	（1）髋关节助力运动 （2）借助短杠杆屈曲和外展 （3）深呼吸练习 （4）躯干和下肢等长收缩训练 （5）指导完成足和小腿的独立运动 （6）抗血栓治疗 （7）在床沿上进行活动 （8）可穿上加压连裤袜，预防异位骨化
第 2 天	（1）在助步器上先从健侧开始活动 （2）在 6 周内扶拐尝试足底着地进行刺激 （3）加强主动运动练习，在床上做模拟骑自行车运动，使用动力支具
第 4、7、11 天	手术部位的超声波检查，调节肠蠕动 **提示：**如果腿部肿胀，进行抗血栓治疗（二联疗法）
第 7 天	（1）X 线复查骨盆全图，必要时补充摄片（骨盆入口 / 出口方位） （2）若伤口愈合良好，可采取水中运动疗法 （3）台阶训练
第 11 天	（1）去伤口敷料，拆线 （2）可进行水中运动疗法
第 3 周	X 线复查骨盆全图，必要时补充摄片（骨盆入口 / 出口方位），甚至骨盆 CT 扫描
第 6 周	（1）X 线复查骨盆全图，必要时补充摄片（骨盆入口 / 出口方位），甚至骨盆 CT 扫描 （2）可逐渐增加负重至完全负重 （3）6 周后开始康复功能训练

5 耻骨联合骨折，手术治疗[1]

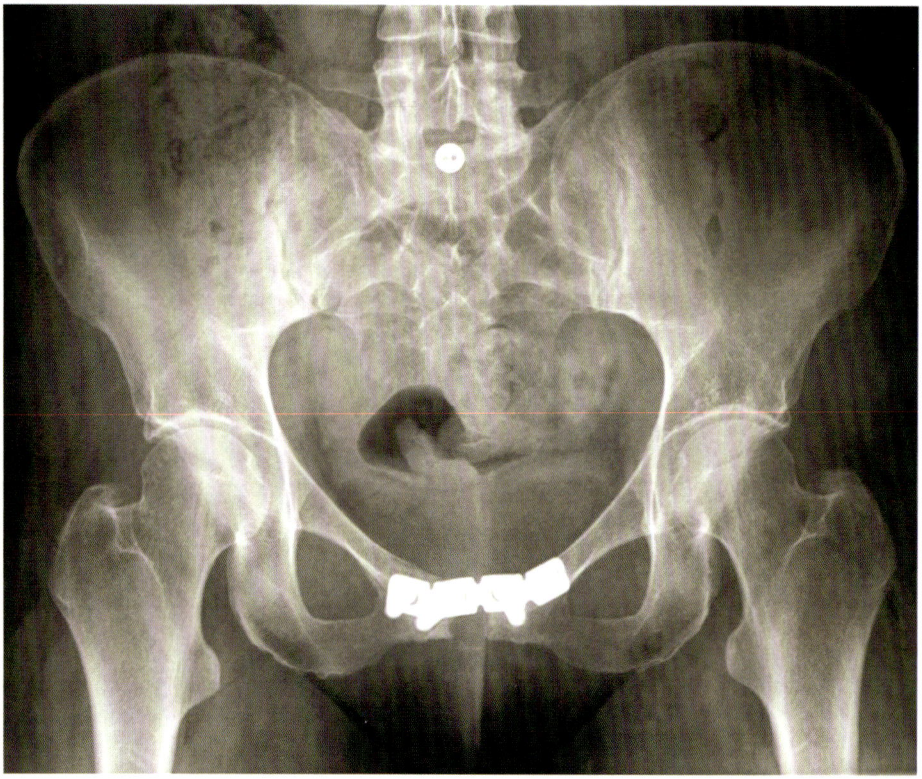

[1] 张力带或钢板。

术后时间	措施
第 1 天	（1）在助步器上或用扶拐对两侧进行疼痛程度可接受的活动 （2）四肢进行主动助力运动练习 提示：髂部屈曲不得大于 90° （3）深呼吸练习 （4）抗血栓治疗 （5）用弹力带进行力量训练
第 7 天	（1）X 线复查 （2）检查括约肌功能（神经状况）
第 14 天	（1）去伤口敷料，拆线 （2）根据疼痛情况，减少使用或不使用前臂拐杖 （3）逐渐增加负重，在第 6 周达到完全负重
第 3 周	X 线复查
第 6 周	（1）X 线复查 （2）完全负重 （3）可自由活动 （4）检查性功能
第 3 个月	可以进行体育活动

6 股骨头骨折，手术治疗

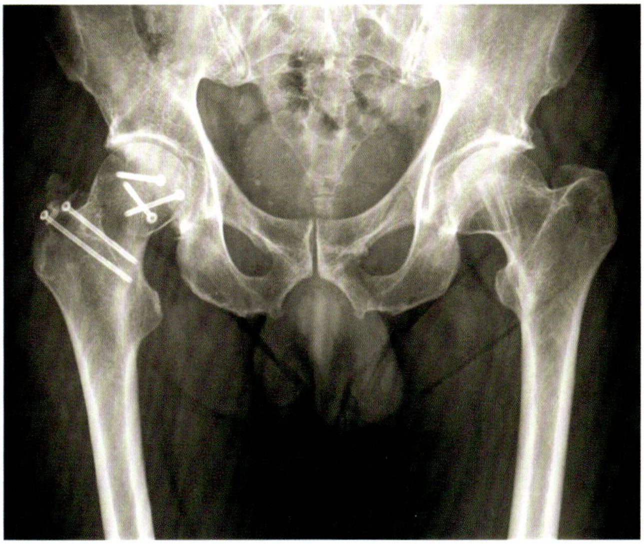

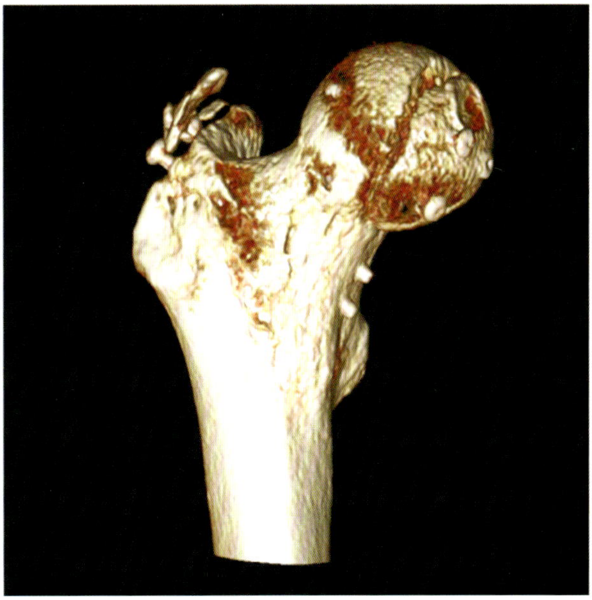

术后时间	措施
手术当天	使用支具
第 1 天	（1）下肢进行早期功能锻炼 （2）髋关节进行被动运动和主动助力运动，可能需要使用运动支具 （3）呼吸练习 （4）抗血栓治疗 （5）穿上加压连裤袜，预防异位骨化
第 3 天	（1）CT 复查：位置检查和关节内的骨碎片检查 （2）扶拐进行足底着地刺激（持续到第 8~12 周） （3）肌肉等长收缩练习 （4）对负责大腿和躯干稳定性肌肉群进行力量训练
第 14 天	去伤口敷料 **提示：**如果伤口愈合良好，必要时可采取水中运动疗法
第 3 周	X 线复查
第 6 周	X 线复查
第 12 周	（1）X 线复查 （2）开始逐渐增加负重，在第 15 周达到完全负重 **提示：**如果证实关节内有碎片，必要的话，在负重前进行关节镜下清理
第 3 个月	磁共振影像检查，以排除股骨头坏死

7 股骨颈骨折，空心钉内固定术

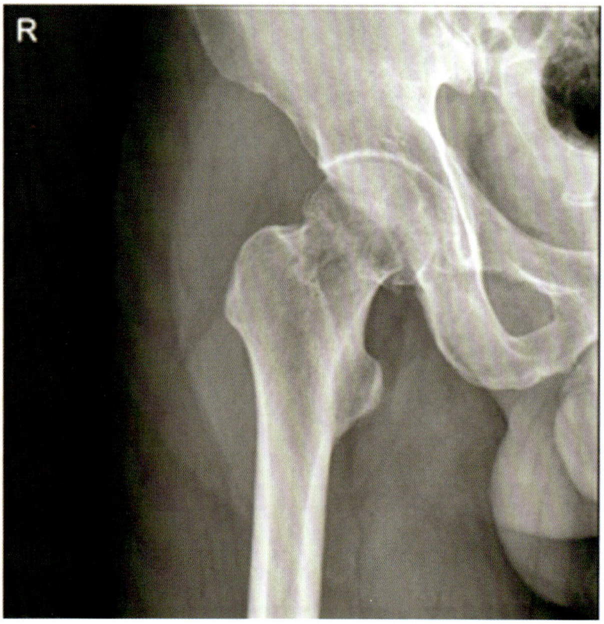

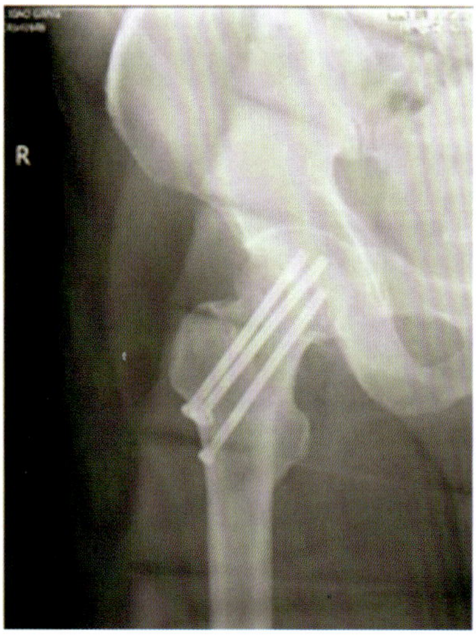

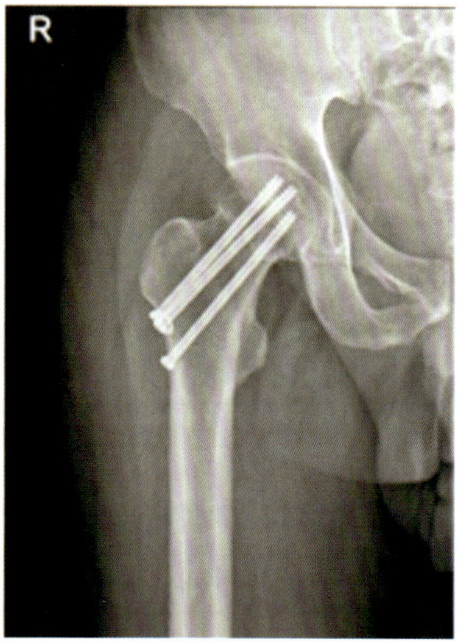

术后时间	措施
手术当天	使用支具将患肢固定在旋转中位（不得内收）
第 1 天	（1）髋关节的助力运动 （2）借助短杠杆屈曲和外展 （3）呼吸练习 （4）抗血栓治疗 （5）在床沿上进行活动 （6）动力支具（当骨接合稳定后）
第 2 天	（1）在助步器上尝试足底着地进行疼痛程度可接受的活动 （2）增加主动运动练习 （3）穿上加压连裤袜
第 7 天	X 线复查
第 14 天	去伤口敷料，拆线，如果伤口恢复情况良好，可采取水中运动疗法
第 3 周	X 线复查
第 6 周	（1）X 线复查 （2）减少使用或不使用助走支具 （3）逐渐增加疼痛程度可接受的负重，在第 8 周达到完全负重 **提示：**在不使用助步支具情况下，注意行走步态是否正确
第 6 个月	必要时，根据 CT 结果（骨折线愈合程度）确定是否拆除固定器材

注：关于负重时间和取出内固定的时间，德国医生比中国同行激进，具体时间由主刀医生决定。

8 股骨颈骨折，人工髋关节置换术

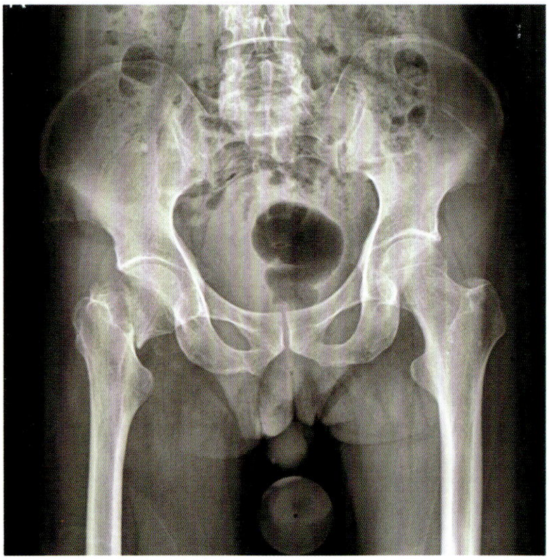

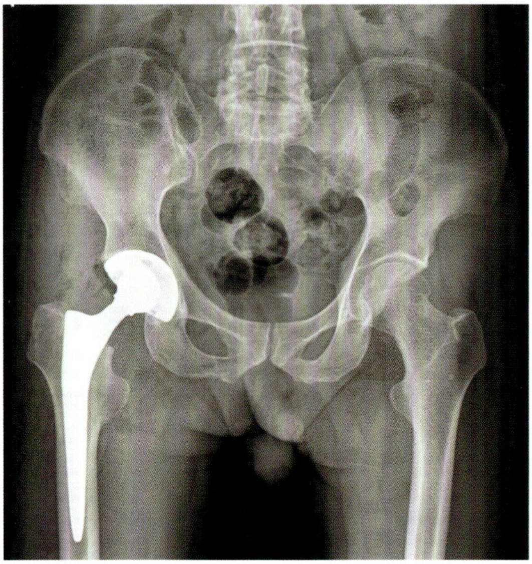

术后时间	措施
手术当天	使用支具
第 1 天	（1）髋部屈曲助力运动 （2）借助短杠杆屈曲和外展，不得进行屈曲 / 内旋 / 内收的组合动作 （3）呼吸练习 （4）在床沿上进行活动 （5）抗血栓治疗
第 2 天	（1）先在助步器上进行活动，然后换拐杖逐渐增加负重至完全负重 （2）步态练习 （3）向患者说明注意事项：例如坐着时腿不得向一侧倾翻（即跷二郎腿），内收不得越过身体中线，更衣需协助，使用坐便器 （4）穿上加压连裤袜
第 7 天	X 线复查
第 14 天	（1）去伤口敷料，拆线 （2）如果伤口愈合良好，可采取水中运动疗法
第 3 周	减少使用或不使用助步支具 **提示：**在不使用助步支具时，注意行走步态是否正确，进行核心稳定和下肢力量训练

9 股骨转子间 / 转子下骨折，手术治疗

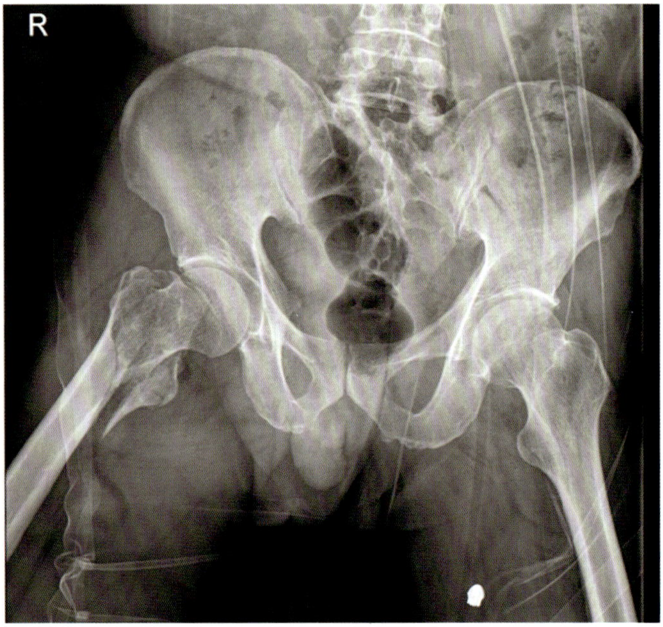

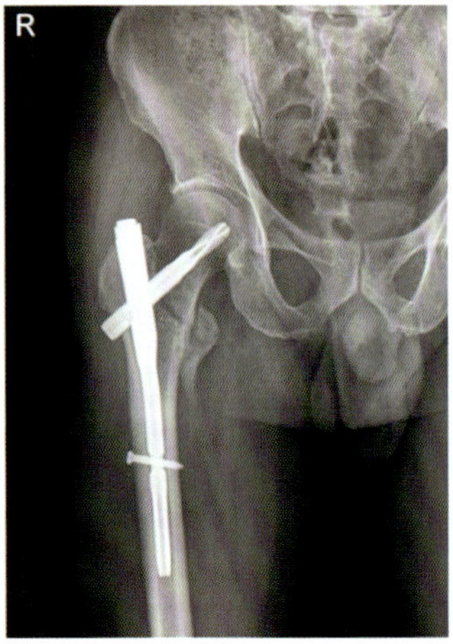

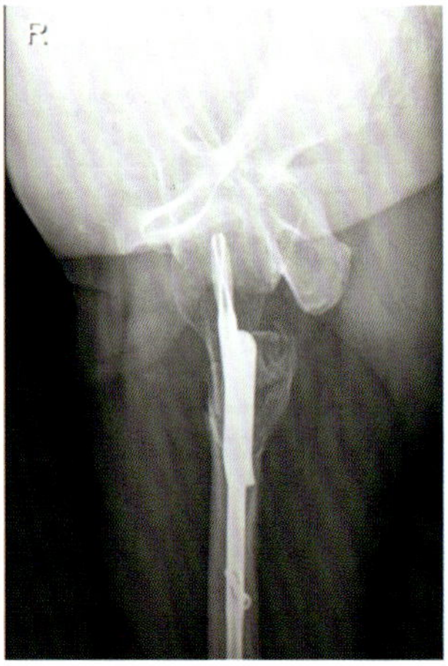

术后时间	措施
手术当天	使用支具
第 1 天	（1）进行疼痛程度可接受的活动 （2）步态练习，达到完全负重，必要时可从助步器上开始，继而换成拐杖 （3）下肢予以康复治疗，可能需要动力支具 （4）抗血栓治疗 （5）呼吸练习 （6）穿上加压连裤袜
第 2 天	（1）肌肉训练和步态训练 （2）台阶训练
第 7 天	X 线复查
第 14 天	去伤口敷料，拆线
第 3 周	（1）X 线复查 （2）减少使用或不使用行走支具 **提示：**在不使用行走支具时，注意行走步态是否正确
第 6 周	X 线复查

⑩ Girdlestone 髋关节成型术

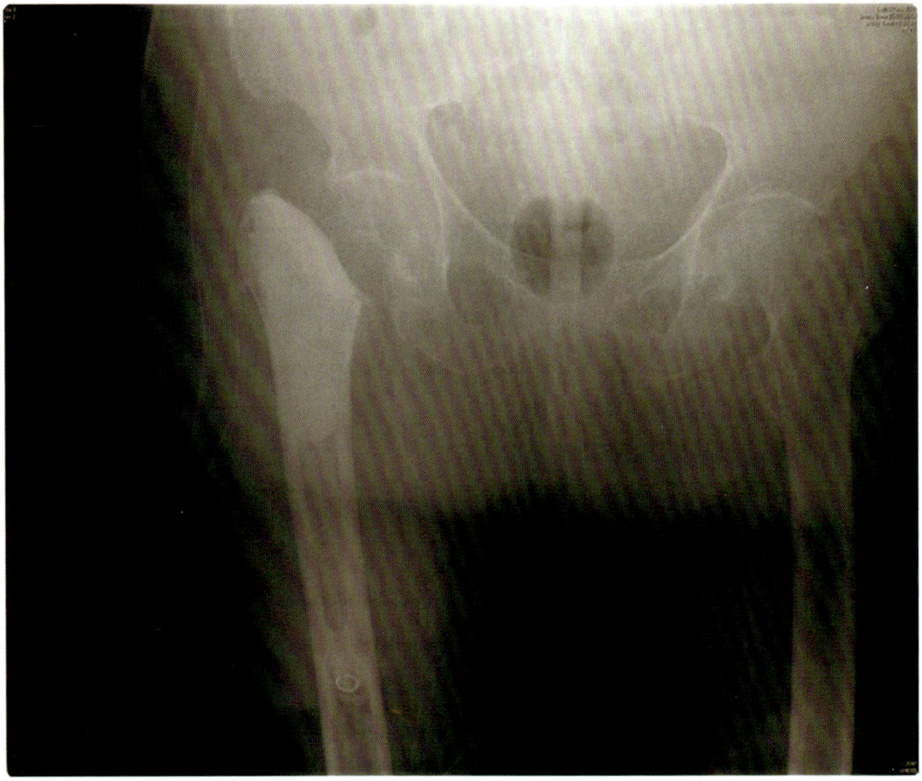

术后时间	措施
手术当天	Girdlestone 髋关节成型术后，如有必要，可进行髋关节牵引或泡沫塑料支具固定
第 1 天	（1）在助步器上活动 （2）对患侧进行疼痛程度可接受的足底刺激练习（练习时需要想鞋子垫高了——提起来脚），防止马蹄足 （3）活动膝盖骨 （4）抗血栓治疗 （5）活动膝关节，可能需要使用可弯曲支具 （6）牵引：解除牵引后，借助短杠杆小心地进行髋关节运动屈曲 / 伸展和外展
第 5 天	（1）X 线复查 （2）逐渐增加负重至完全负重 （3）增加主动运动练习
第 14 天	（1）去伤口敷料 （2）测量腿的缩短程度，制作矫形鞋（补高）

11 全髋人工关节置换术[1]

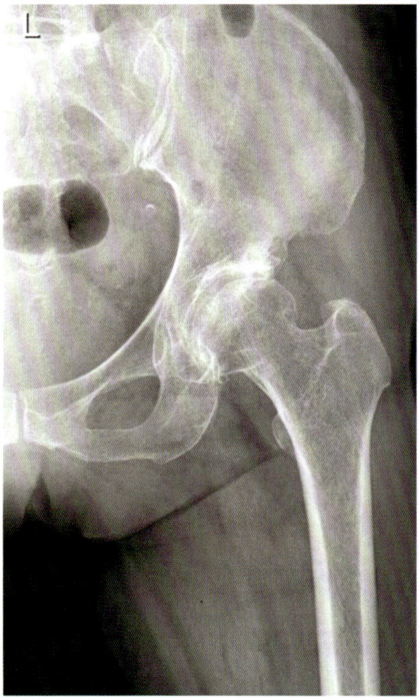

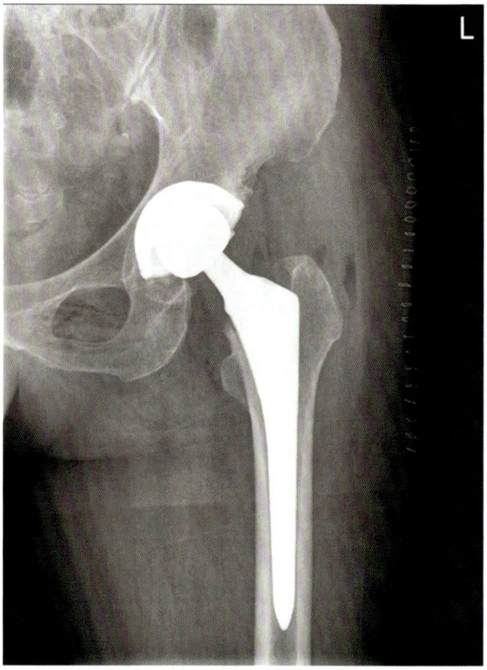

[1] 无骨水泥。

术后时间	措施
手术当天	支具支撑，外展位固定 **提示：**最起码使用到伤口愈合
第 1 天	（1）髋关节助力运动 / 借助短杠杆屈曲 / 伸展和外展 （2）呼吸练习 **提示：**不得进行屈曲 / 内旋 / 内收的组合动作 （3）抗血栓治疗
第 3 天	（1）患侧在床沿上活动 （2）继续臀部的主动助力运动练习
第 7 天	（1）X 线复查 （2）在助步器上进行足底着地刺激，如果感觉行走步态安全稳定，即可换为前臂拐杖 （3）增加主动运动练习 （4）向患者说明注意事项：例如坐着时腿不得向一侧倾翻，臀部屈曲不得超过90°，内收不得越过身体中线，协助更衣，使用坐便器 （5）穿上加压连裤袜
第 14 天	（1）去伤口敷料 （2）逐渐增加负重，在第 6 周时达到完全负重 **提示：**如果伤口愈合良好，必要时可采取水中运动疗法，如有必要可采取相关辅助康复疗法、运动疗法
第 6 周	（1）X 线复查 （2）可完全负重 **提示：**在不使用行走支具的情况下，注意行走步态是否正确

12 全髋人工关节置换术[1]

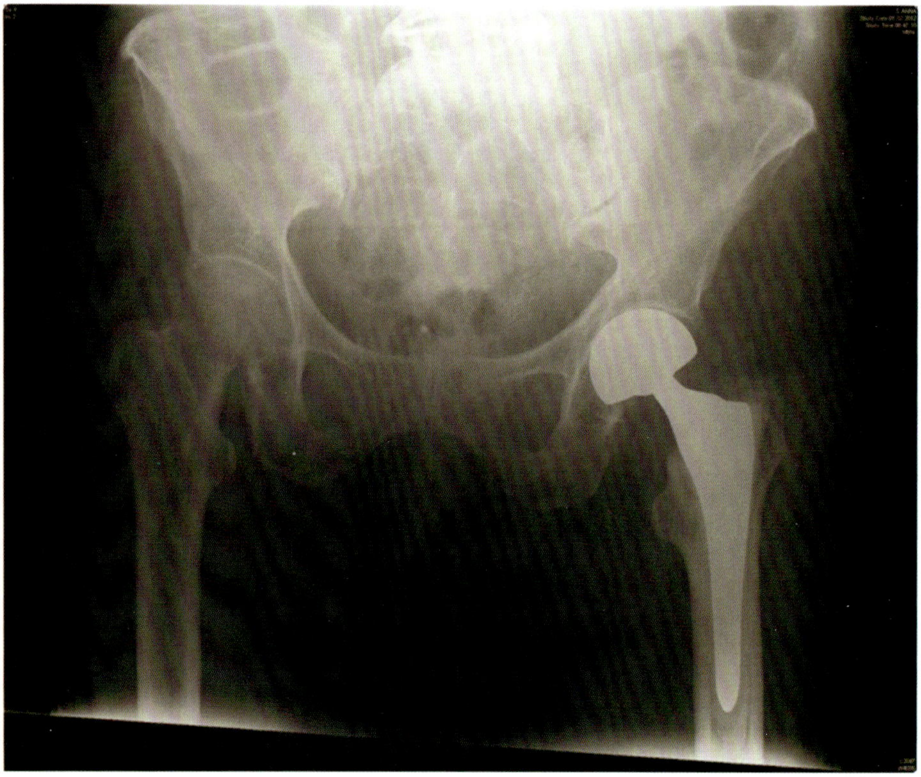

[1] 使用骨水泥。

术后时间	措施
手术当天	支具支撑，外展位固定 **提示**：最起码使用到伤口愈合
第 1 天	（1）从第 1 天起即可进行疼痛程度可接受的活动 （2）髋关节臀部助力运动，借助短杠杆屈曲 / 伸展和外展 （3）呼吸练习 **提示**：不得进行屈曲 / 内旋 / 内收的组合动作 （4）抗血栓治疗
第 3 天	（1）在床沿上开始患侧活动 （2）继续臀部的主动助力运动练习 （3）如果伤口愈合良好，可立即开始负重，达到完全负重 （4）如果感觉行走步态安全稳定，即可换为前臂拐杖
第 7 天	（1）X 线复查 （2）增加主动运动练习 （3）向患者说明注意事项：例如坐着时腿不得向一侧倾翻，臀部屈曲不得超过90°，内收不得越过身体中线，更衣需协助，使用坐便器 （4）穿上加压连裤袜
第 14 天	去伤口敷料 **提示**：如果伤口状况良好，必要时可采取水中运动疗法，减少扶拐（在不使用助步支具时，注意行走步态是否正确），如有必要可采取相关辅助康复疗法
第 6 周	X 线复查

13 全髋置换术后翻修术

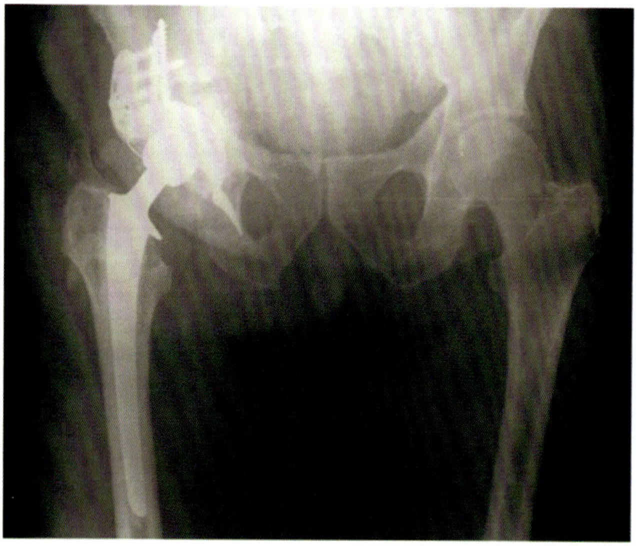

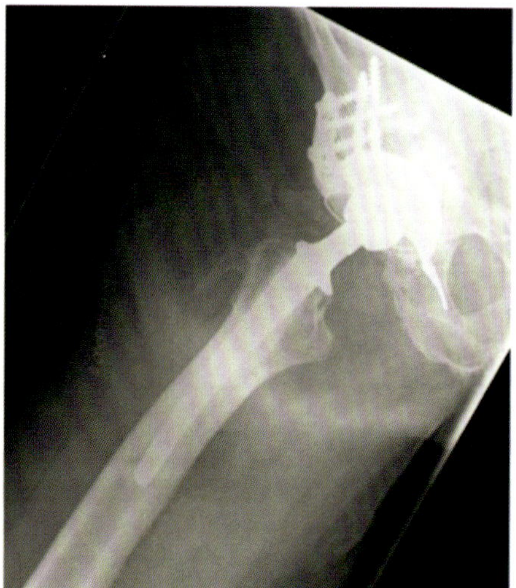

术后时间	措施
手术当天	使用支具，外展位固定（最起码使用到伤口愈合）
第 1 天	（1）从第 1~2 天起即可在助步器上开始进行疼痛程度可接受的足底着地练习 （2）臀部助力运动，借助短杠杆屈曲 / 伸展和外展 （3）呼吸练习 **提示：**不得进行屈曲 / 内旋 / 内收的组合动作 （4）抗血栓治疗 （5）穿上加压连裤袜，预防异位骨化
第 3 天	（1）患侧在床沿上进行活动 （2）继续臀部的主动助力练习 （3）继续足底着地练习，如果感觉行走步态安全稳定，可顺利改用扶拐
第 7 天	（1）X 线复查 （2）增加主动运动练习 （3）向患者说明注意事项：例如落坐时腿不得向一侧倾翻，臀部屈曲不得超过90°，内收不得越过身体中线，协助更衣，使用坐便器 （4）穿上加压连裤袜
第 14 天	去伤口敷料，拆线 **提示：**如果伤口愈合良好，必要时可采取水中运动疗法
第 6 周	（1）X 线复查 （2）每周增加 10 kg 的负重，直至达到完全负重 （3）减少扶拐（在不使用助步支具时，注意行走步态是否正确），如有必要可采取相关辅助康复疗法

14 股髋关节撞击综合征，手术治疗[1]

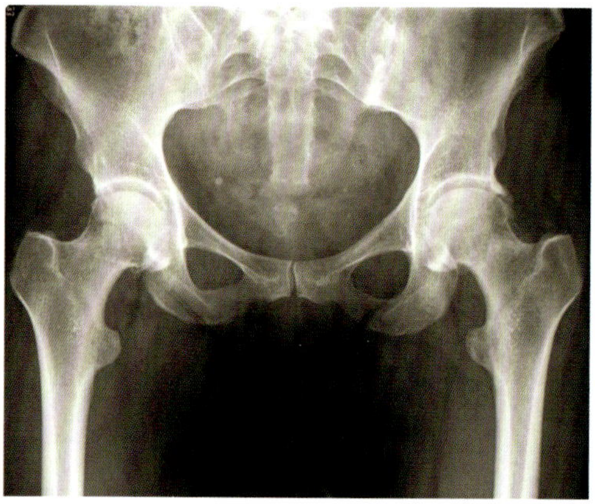

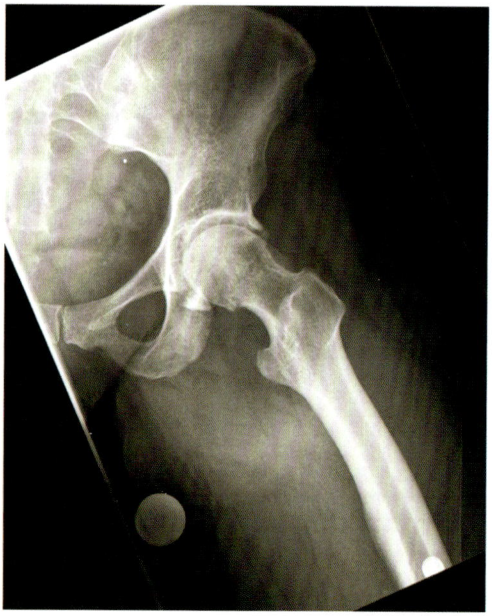

[1] 髋关节镜下或开放性髋关节重建。

术后时间	措施
手术当天	使用支具
第 1 天	（1）在助步器上或扶拐进行疼痛程度可接受的活动，持续 2 周 （2）行走练习 （3）进行康复理疗和功能训练，注意髋关节屈曲不得超过 70°，持续 4 周 （4）外展至疼痛极限 （5）等长收缩训练 （6）呼吸练习 （7）抗血栓治疗 **提示：**①必要时穿上加压连裤袜，预防异位骨化；②髋关节中不得旋转，不得进行力量训练，不得在无支具情况下进行活动
第 3 天	X 线复查
第 14 天	去伤口敷料，拆线
第 2 周	（1）逐渐增加负重，在第 3~4 周达到完全负重 （2）减少使用或去拐杖 **提示：**在不使用行走支具情况下，注意行走步态是否正确，如果伤口愈合良好，必要时可采取水中运动疗法 （3）继续康复理疗和相关的功能锻炼
第 4 周	（1）在完全负重下进行活动 （2）协调训练和运动康复训练以加强肌肉功能康复

第六章

下肢

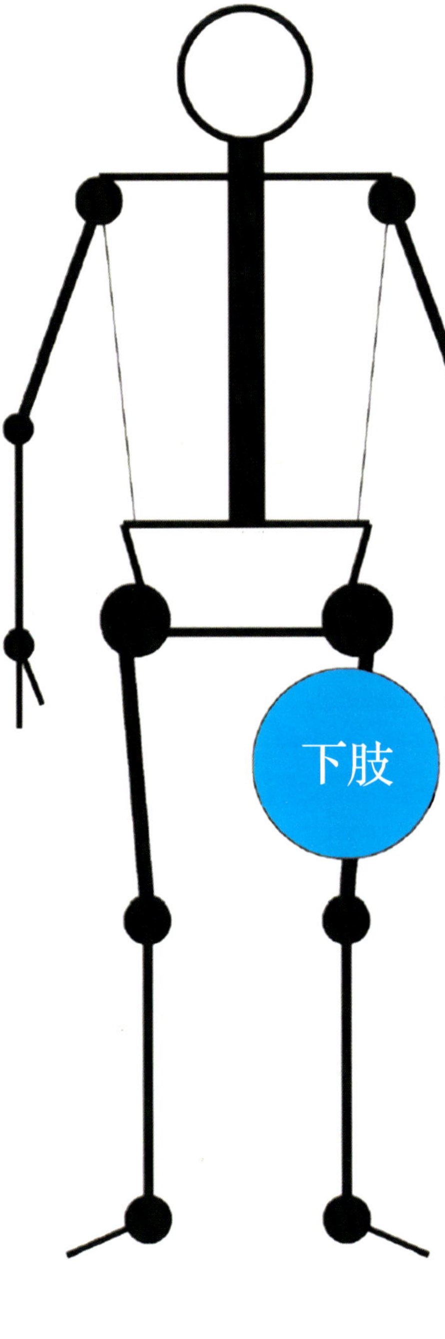

1 股骨干骨折，手术治疗[1]

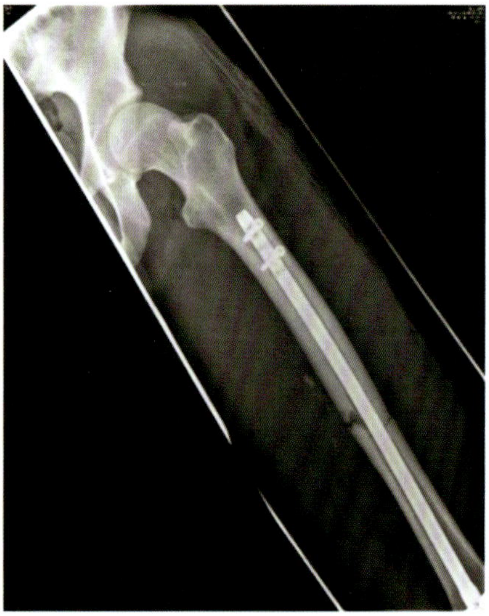

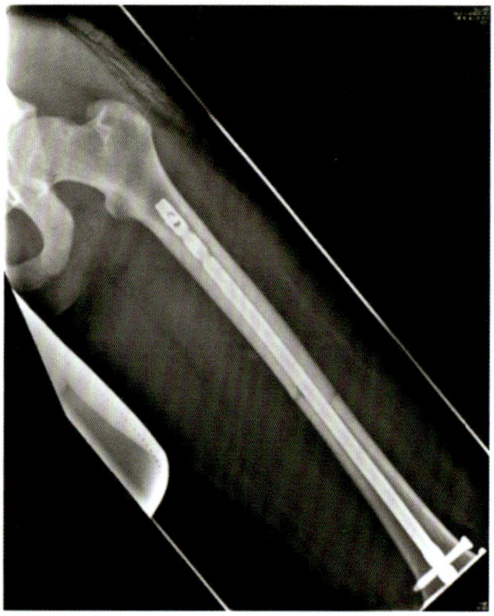

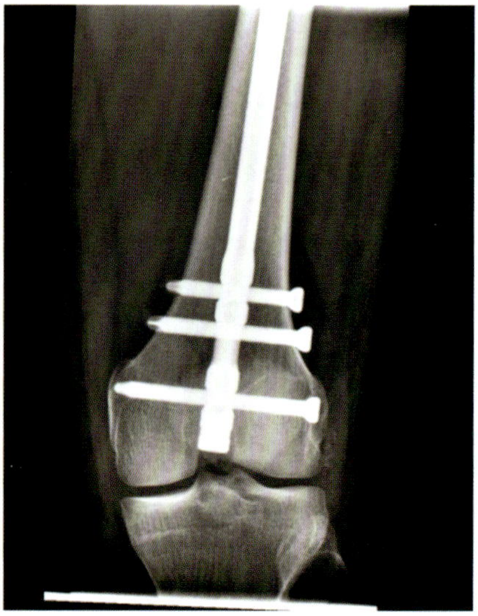

[1] 髓内钉。

术后时间	措施
术中	使用弹力绷带
第 1 天	（1）所有关节的主动运动 （2）足抬起放下训练（首先锻炼膝关节） （3）在前 6 周扶拐足底着地进行被动运动 （4）动力支具 （5）台阶训练 （6）抗血栓治疗 （7）穿上 II 类加压连裤袜
第 7 天	（1）X 线复查 （2）步态练习 （3）运动练习（没有极限限制） **提示：**必要时进行螺旋 CT 复查
第 14 天	（1）去伤口敷料，拆线 （2）开始进行康复治疗（步行练习 / 非卧床的运动练习）
第 3 周	X 线复查
第 6 周	（1）X 线复查 （2）减少使用或不使用前臂拐杖 （3）逐渐增加疼痛程度可接受的负重，在第 8 周达到完全负重 **提示：**在不使用助步支具时，注意行走步态是否正确
第 8 周	（1）康复中心继续治疗，以便安全地过渡到完全负重状态 （2）从第 12~16 周起恢复工作能力
第 12~16 周	必要时调整髓内钉

2 胫骨平台骨折，手术治疗

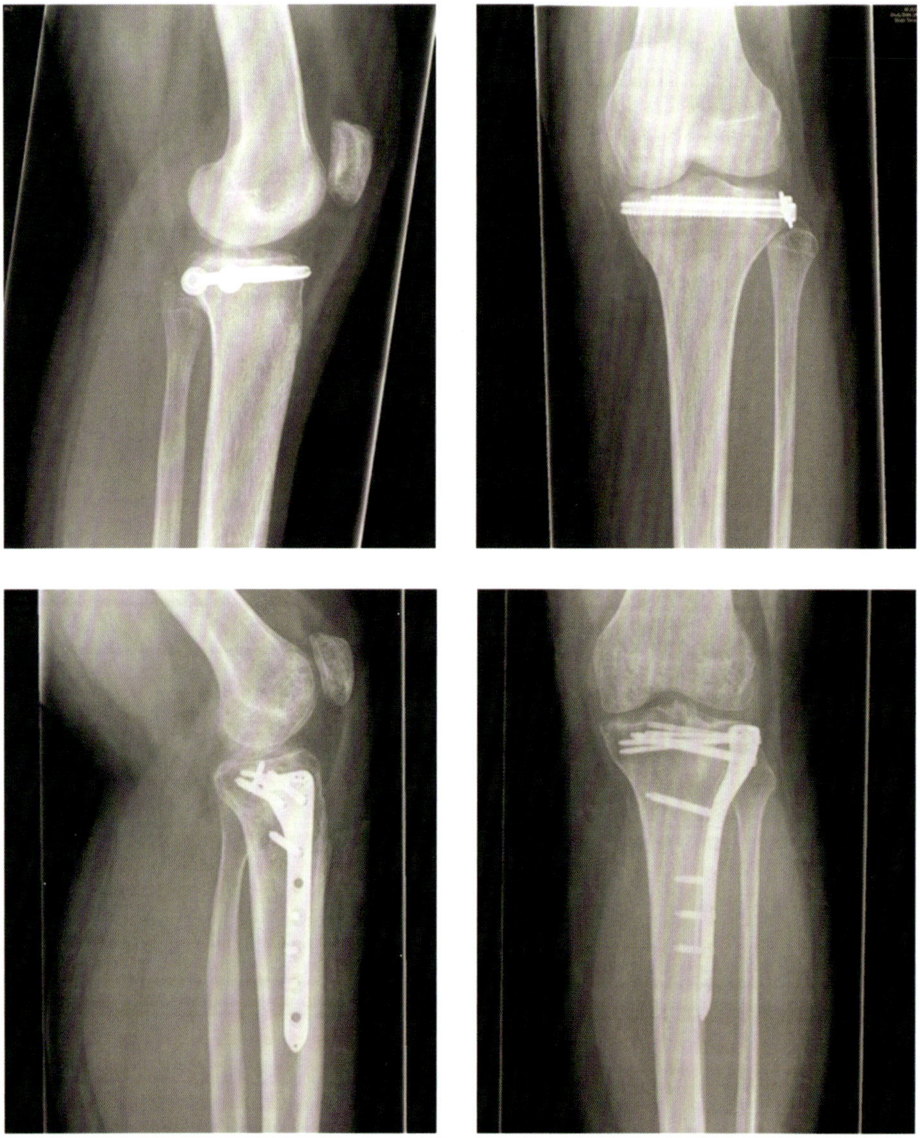

术后时间	措施
术后	将膝关节支具设置到 0° 位置
第 1 天	（1）在膝关节支具支持下，足底着地进行活动 （2）使用弹力绷带 （3）抗血栓治疗 （4）动力支具下活动达到疼痛极限
第 3 天	（1）在支具下主动运动达到疼痛极限，进一步提高动力支具强度 （2）继续足底着地步行练习 （3）爬梯练习 （4）肌电刺激疗法 （5）穿上加压连裤袜
第 7 天	X 线复查，必要时拍摄轴位片
第 14 天	（1）去伤口敷料，拆线 （2）减少使用或拆除膝关节支具 （3）继续足底着地步行练习 （4）继续康复治疗并提高运动强度 （5）独立锻炼
第 3 周	X 线复查
第 6 周	（1）X 线复查 （2）开始逐渐增加负重至体重的 1/2（第 7~12 周），第 12 周后完全负重

3 胫骨干骨折，手术治疗[1]

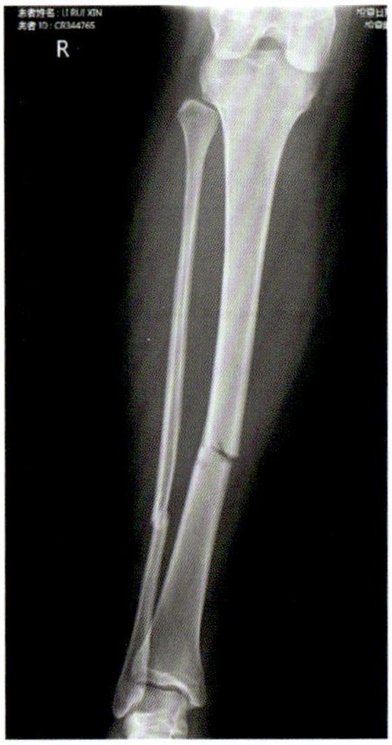

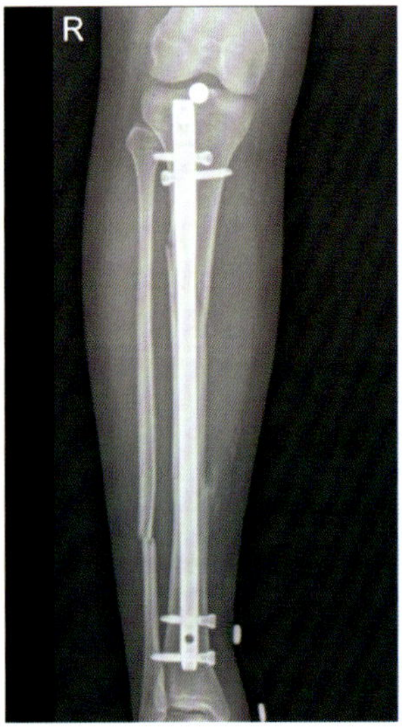

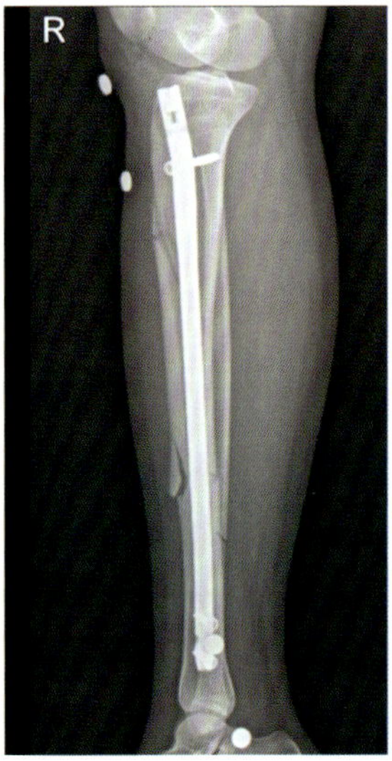

[1] 髓内钉。

术后时间	措施
术中	使用弹力绷带
第 1 天	（1）抬高患肢 （2）抗血栓治疗 （3）所有关节主动运动 （4）足部抬起放下训练（防止膝和踝关节挛缩，检查它们的活动性） （5）在前 6 周扶拐足底着地进行活动 （6）台阶训练 **提示：**必要时使用活动夹板，穿上 II 类加压连裤袜
第 7 天	（1）X 线复查 （2）步行练习 （3）运动练习（没有极限限制） **提示：**必要时进行螺旋 CT 复查
第 14 天	（1）去伤口敷料，拆线 （2）开始进行康复治疗（步行练习 / 非卧床的运动练习） **提示：**如果膝关节屈曲达到 90°、伤口愈合良好，可以出院
第 3 周	X 线复查
第 6 周	（1）X 线复查 （2）减少使用或不使用前臂拐杖，开始逐渐增加负重，在第 8 周达到完全负重 **提示：**在不使用助步支具时，注意行走步态是否正确
第 8 周	（1）康复中心继续治疗，以便安全过渡到完全负重状态 **提示：**从第 12~16 周起恢复工作能力
第 12 周	必要时调整髓内钉

4 腓骨单纯骨折，保守治疗

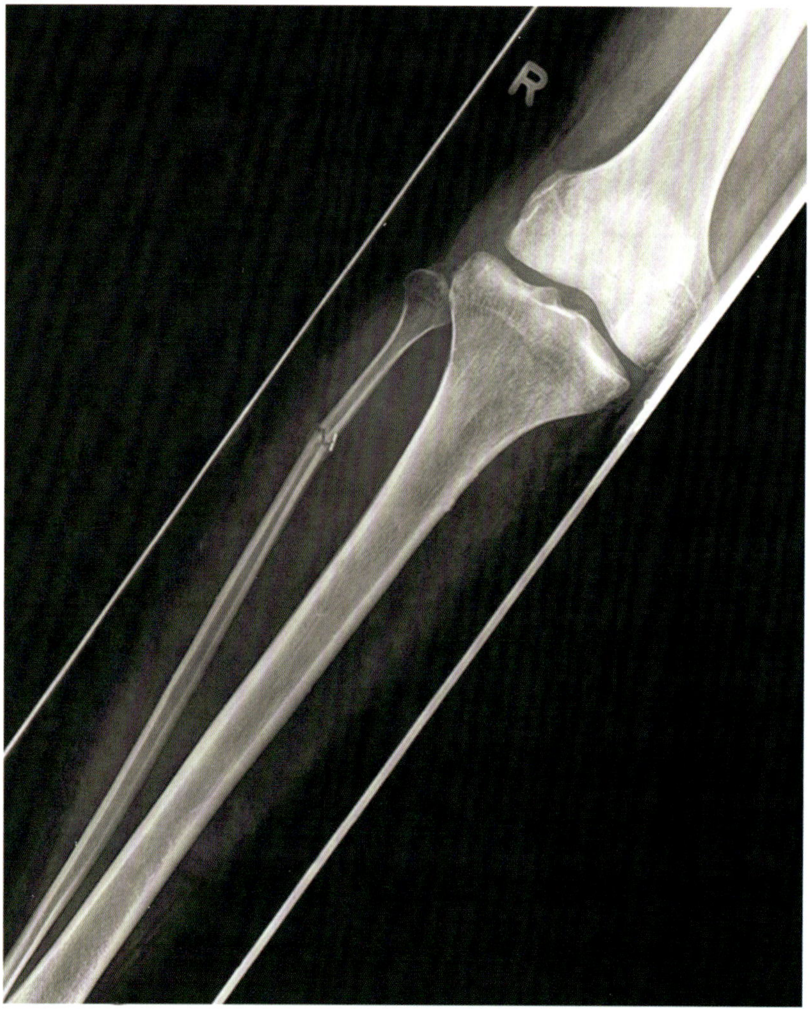

伤后时间	措施
受伤当天	（1）一般情况下，用一条结实的弹力绷带或者胶带固定即可 **提示：**如果明显肿胀，必须考虑是否并发筋膜间隙综合征 （2）进行疼痛程度可接受的活动，逐渐达到完全负重，必要时扶拐，负重量取决于疼痛程度，如有可能可完全负重
第 7 天	X 线复查
第 3、6 周	X 线复查

5 胫骨骨搬运术[1]

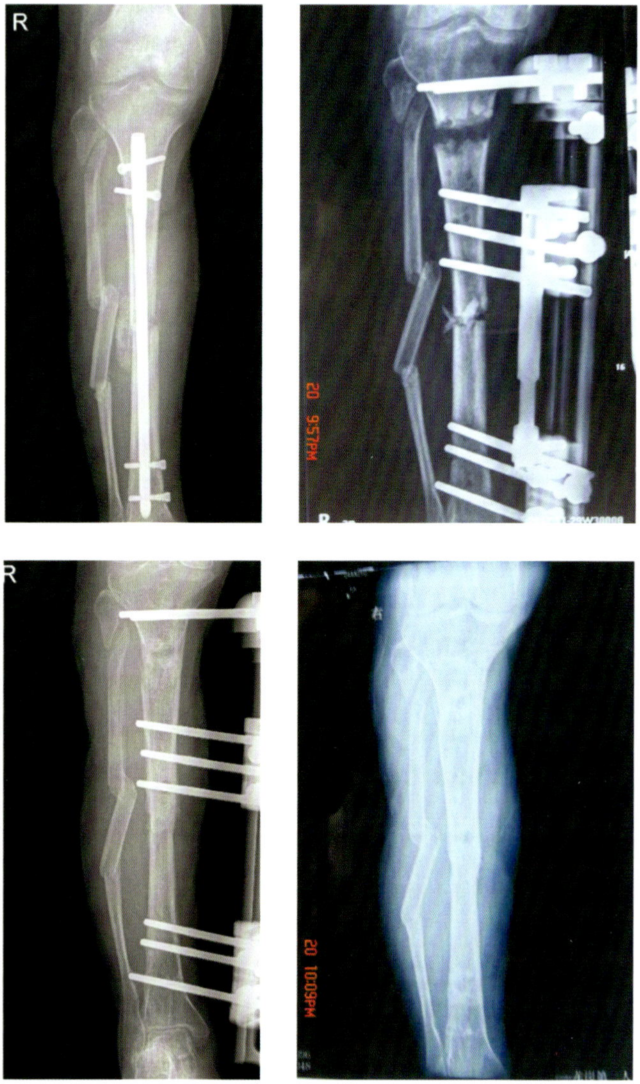

[1] 治疗骨髓炎，骨缺损。

治疗时间	措施
术中	一期或二期截骨： （1）截骨部位——通常在干骺端 （2）截骨方法——微创经皮皮质截骨（采用“冷兵器”），避免截骨部位热损伤 （3）术中使用便于调整的外固定架，以便纠正搬运过程中造成的力线不良 （4）外固定架延长的力线应该与胫骨干纵轴平行
第 1 天	（1）使用坚强外固定架（如环形外固定架或LRS单边外固定架）的前提下，可完全负重 （2）开始一些功能性的主动运动练习 （3）屈伸肌群同步收缩锻炼 （4）抗血栓治疗 （5）截骨部位可适当加压包扎
第 7~10 天	外固定架开始延长，延长速度及频率为 0.75 mm/ 天，分 3~4 次，根据患者年龄、一般情况、截骨部位软组织情况，可适当将延长速度调整为 0.5 mm/ 天 ~1.0 mm/ 天
第 2 周	适当加强功能锻炼，尤其对胫骨骨搬运患者，要求完全负重，避免出现足下垂
第 3 周	如果之前骨搬运速度 <1.0 mm/ 天，可将外固定架延长速度调整为 1.0 mm/ 天，分 4 次调整
骨搬运全过程	至少每个月 1 次 X 线复查，发现力线不良等问题及时纠正 **提示：**①钉道感染是最常见并发症。随着患者活动增加，最近端及最远端钉道或针道可能会有较多渗出，其原因为皮肤与钉子之间的摩擦导致局部针道组织肿胀、伤口扩大，可能有痂皮覆盖，容易导致感染；需及时清除钉道周围的污染物，保持干洁，以减少局部感染的机会；②某些患者可能对酒精过敏，所以保持钉道周围皮肤干洁即可，并非一定要覆盖酒精纱
骨折端靠拢时	（1）如果骨折两端对位和对线良好，接触紧密，局部无软组织嵌入，可慢慢等待搬运骨段矿化，其时间一般为搬运时间的 2 倍。如搬运了 3 个月，则至少需要 6 个月来矿化 （2）在矿化过程后期，可使外固定架动力化，增强牵引骨段局部的应力，促进其骨化，减少等待时间 （3）如果骨折断端有软组织嵌入或接触不良，则需要再次手术新鲜化 （4）如果患者抗拒长期佩戴外固定架，可在此时一并更换成内固定
外固定架拆除	（1）如果骨折断端正侧位有 3 侧皮质以上皮质连续，搬运骨段出现皮质化及部分髓腔形成，可考虑拆除外固定架 （2）拆除外固定架之前应使外固定架充分动力化，或去除外固定框架，只保留钉或针，逐渐完全负重行走 2 周，骨折处及搬运骨段无异常，可完全拆除外固定架

6 股骨骨搬运术[1]

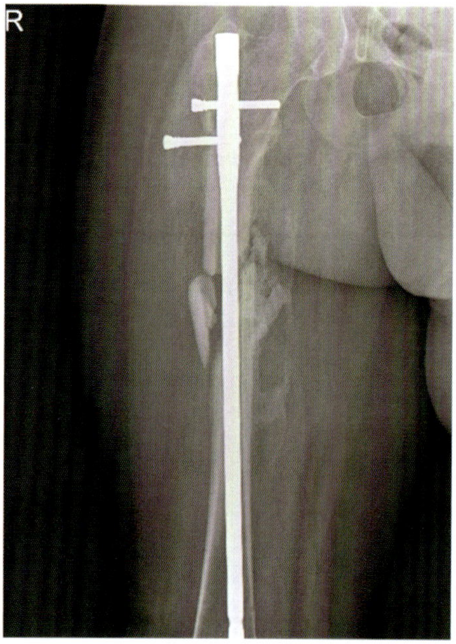

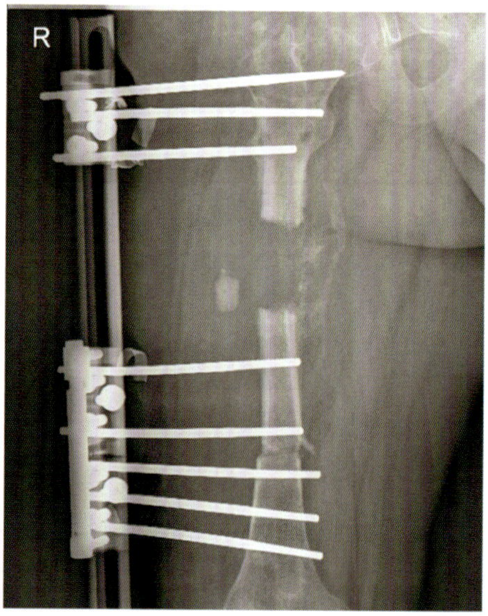

治疗时间	措施
术中	一期或二期截骨： （1）截骨部位：通常在干骺端 （2）截骨方法：微创经皮皮质截骨（采用“冷兵器”），避免截骨部位热损伤 （3）术中使用便于调整的外固定架，以便纠正搬运过程中的力线不良 （4）外固定架延长的力线应该与股骨干力线平行 （5）置入股骨远端钉或针的时候，应尽量在屈膝状态下置入，避免术后屈膝障碍

［1］治疗骨髓炎，骨缺损。

（续表）

治疗时间	措施
第 1 天	（1）使用坚强外固定架（如环形外固定架或 LRS 单边外固定架）的前提下，可完全负重 （2）开始一些功能性的主动运动练习 （3）屈伸肌群同步收缩锻炼 （4）必要时抗血栓治疗 （5）截骨部位可适当加压包扎
第 7~10 天	外固定架开始延长，延长速度及频率为 0.75 mm/ 天，分 3~4 次，根据患者年龄、一般情况、截骨部位软组织情况，可适当将延长速度调整为 0.5 mm/ 天 ~1.0 mm/ 天。
第 2 周	适当加强功能锻炼，肌力锻炼与关节活动度锻炼同样重要
第 3 周	如果之前骨搬运速度 <1.0 mm/ 天，可将外固定架延长速度调整为 1.0 mm/ 天，分 4 次调整
骨搬运全过程	至少每个月 1 次 X 线复查，发现力线不良等问题及时纠正 **提示：**①钉道感染是最常见并发症。随着患者活动增加，最近端及最远端钉道或针道可能会有较多渗出，其原因为皮肤与钉子之间的摩擦导致局部针道组织肿胀、伤口扩大，可能有痂皮覆盖，容易导致感染。需及时清除钉道周围的污染物，保持干洁，以减少局部感染的机会 ②某些患者可能对酒精过敏，所以保持钉道周围皮肤干洁即可，并非一定要覆盖酒精纱
骨折端靠拢时	（1）如果骨折两端对位、对线良好，接触紧密，局部无软组织嵌入，可慢慢等待搬运骨段矿化，其时间一般为搬运时间的 2 倍。如搬运了 3 个月，则至少需要 6 个月来矿化 （2）在矿化过程后期，可使外固定架动力化，增强牵引骨段局部的应力，促进其骨化，减少等待时间 （3）如果骨折断端有软组织嵌入或接触不良，则需要再次手术新鲜化 （4）如果患者抗拒长期佩戴外固定架，可在此时一并更换成内固定
外固定架拆除	（1）如果骨折断端正侧位有 3 侧皮质以上皮质连续，搬运骨段出现皮质化及部分髓腔形成，可考虑拆除外固定架 （2）拆除外固定架之前应使外固定架充分动力化，或去除外固定框架，只保留钉或针，逐渐完全负重行走 2 周，骨折处及搬运骨段无异常，可完全拆除外固定架

7 骨延长术

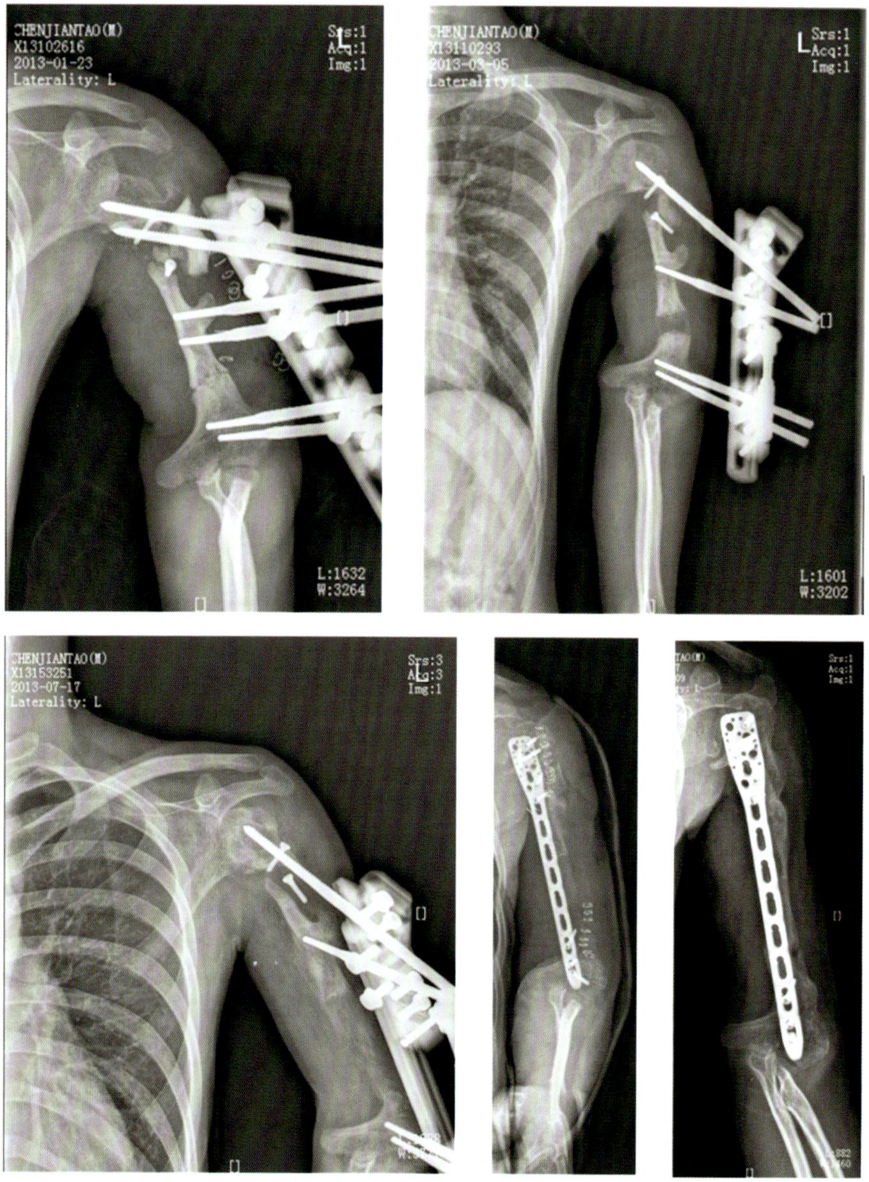
CHENJIANTAO(M)
X13102616
2013-01-23
Laterality: L
Srs:1
Acq:1
Img:1
L:1632
W:3264
CHENJIANTAO(M)
X13110293
2013-03-05
Laterality: L
Srs:1
Acq:1
Img:1
L:1601
W:3202
CHENJIANTAO(M)
X13153251
2013-07-17
Laterality: L
Srs:3
Acq:3
Img:1

治疗时间	措施
术中	（1）截骨部位：通常在干骺端 （2）截骨方法：微创经皮皮质截骨（采用“冷兵器”），避免截骨部位热损伤 （3）术中使用便于调整的外固定架，以便纠正搬运过程中的力线不良 （4）外固定架延长的力线应该与骨干力线平行 （5）如行股骨延长，置入股骨远端钉或针的时候，应尽量在屈膝状态下，避免术后屈膝障碍 （6）如行胫骨延长，需要同时在不同平面将腓骨截断，注意避免损伤腓总神经
第 1 天	（1）使用坚强外固定架（如环形外固定架或 LRS 单边外固定架）的前提下，可完全负重 （2）开始一些功能性的主动运动练习 （3）屈伸肌群同步收缩锻炼 （4）抗血栓治疗 （5）截骨部位可适当加压包扎
第 7~10 天	外固定架开始延长，延长速度及频率为 0.75 mm/ 天，分 3~4 次，根据患者年龄、一般情况、截骨部位软组织情况，可适当将延长速度调整为 0.5 mm/ 天 ~1.0 mm/ 天
第 2 周	适当加强功能锻炼，肌力锻炼与关节活动度锻炼同样重要
第 3 周	如果之前骨延长速度 <1.0 mm/ 天，可将外固定架延长速度调整为 1.0 mm/ 天，分 4 次调整
骨延长全过程	至少每个月 1 次 X 线复查，发现力线不良等问题及时纠正 **提示：**①钉道感染是最常见并发症。随着患者活动增加，最近端及最远端钉道或针道可能会有较多渗出，其原因为皮肤与钉子之间的摩擦导致局部针道组织肿胀、伤口扩大，可能有痂皮覆盖，容易导致感染。需及时清除钉道周围的污染物，保持干洁，以减少局部感染的机会 ②某些患者可能对酒精过敏，所以保持钉道周围皮肤干洁即可，并非一定要覆盖酒精纱

（续表）

治疗时间	措施
延长到位时	（1）可慢慢等待延长搬运骨段矿化，其时间一般为搬运时间的2倍。如延长了3个月，则至少需要6个月来矿化 （2）在矿化过程后期，可使外固定架动力化，增强牵引骨段局部的应力，促进其骨化，减少等待时间 （3）如果患者抗拒长期佩戴外固定架，可在此时一并更换成内固定
外固定架拆除	（1）如果延长骨段出现皮质化及部分髓腔形成，可考虑拆除外固定架 （2）拆除外固定架之前应使外固定架充分动力化，或去除外固定框架，只保留钉或针，下肢骨延长时逐渐完全负重行走2周，延长骨段无异常，可完全拆除外固定架

第七章

膝部

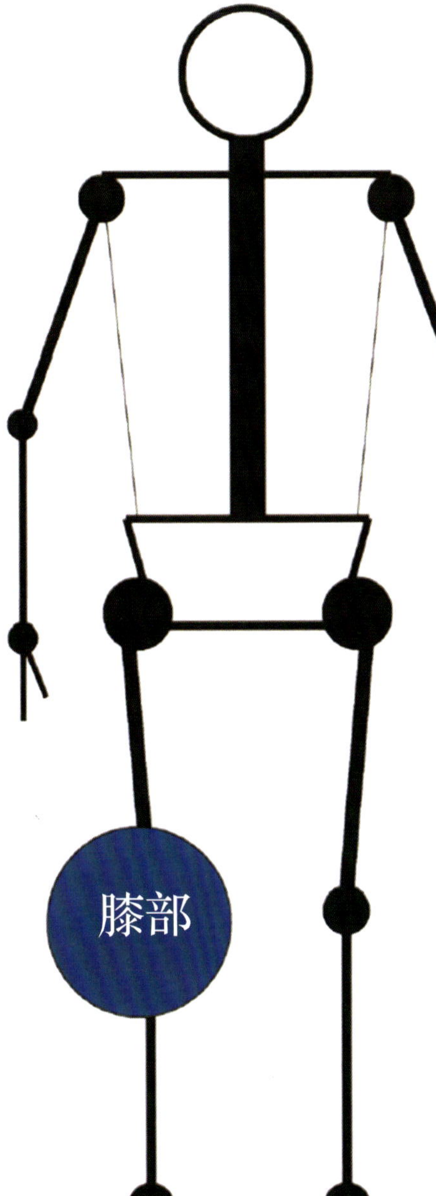

1 膝关节内侧副韧带损伤，保守治疗

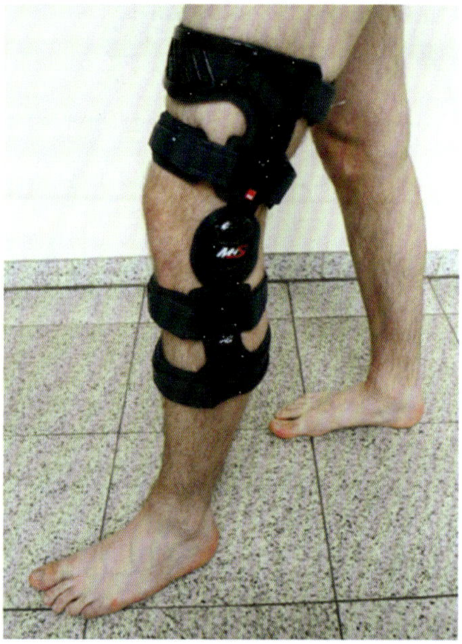

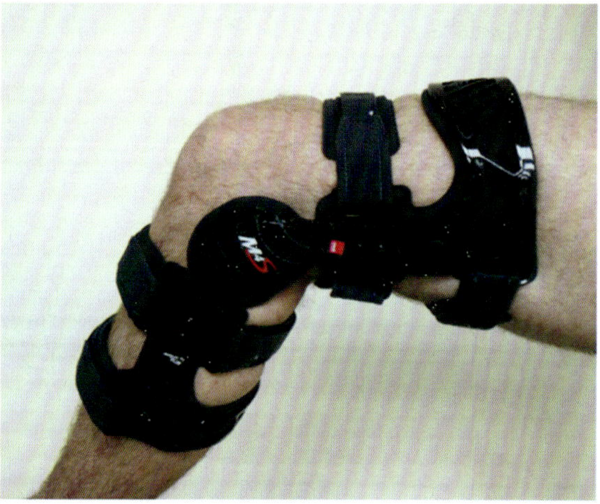

伤后时间	措施
受伤当天	使用膝关节活动支具，主动运动范围 0° ~ 60°
第 1 天	（1）在支具固定下立即开始部分负重，负重量不超过体重的 1/2（伴有半月板修复者，足底着地持续 6 周） （2）在动力支具固定下可立即开始 0° ~ 60° 的练习和股四头肌内侧、股内肌和内收肌的力量训练
第 2 周	增加负重，第 4 周后达到完全负重
第 4 周	活动范围扩大至 0° ~90°
第 6 周	（1）减少使用或不使用膝关节支具 （2）可自由活动，伴有半月板修复者，开始逐渐增加负重，第 8 周达到完全负重
第 3 个月	可以逐渐增加体育活动

2 关节镜下膝关节半月板成形术

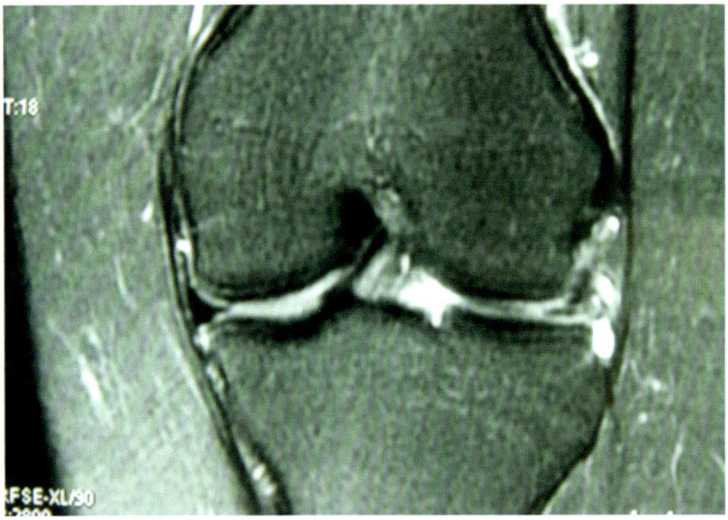

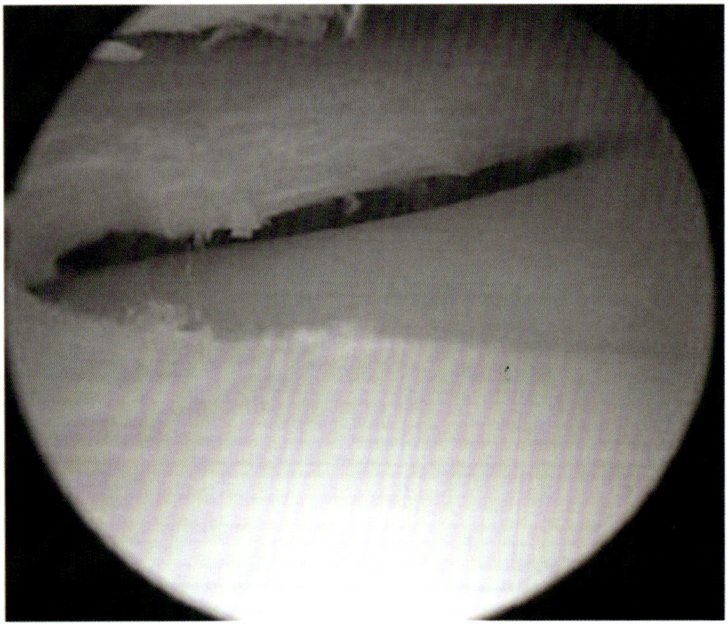

术后时间	措施
第 1 天	（1）冰敷 （2）股四头肌等长收缩训练
第 3 天	（1）确保在无疼痛无张力的前提下弯曲膝关节练习 **提示**：强力屈膝将会导致出血，造成积血，注意膝关节的伸展 （2）借助拐杖即可开始疼痛程度可接受的活动，然后逐渐增加患肢负重，指导加强康复治疗，步行练习达到完全负重 （3）根据肿胀 / 疼痛情况独立进行（股）四头肌锻炼 / 膝盖骨的活动，也可以立即开始抗阻伸展 / 抬升运动 （4）等长收缩运动 （5）穿上加压连裤袜 **提示**：如果有积血形成，必要时进行穿刺
第 7 天	1 周后完全负重
第 14 天	（1）去伤口敷料，拆线 （2）增加动态肌肉训练，当患者可以自由伸展 / 弯曲并有良好的稳定性时，按常规可不再需要门诊治疗，减少使用或不使用前臂拐杖
第 4 周	可以进行恢复性训练和体育活动
第 6~8 周	可以逐渐进行身体对抗性运动

3 膝关节半月板修复术

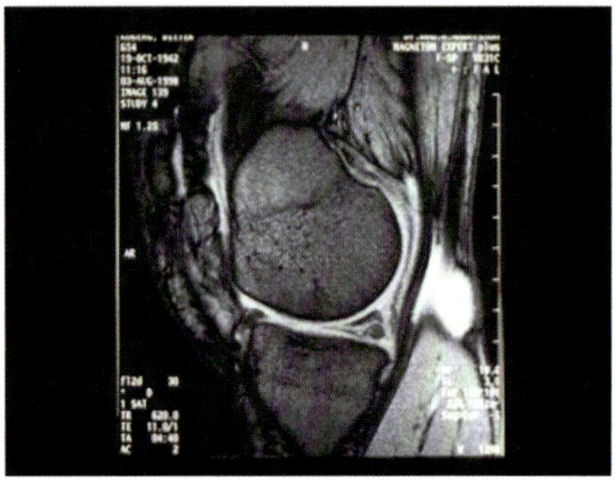

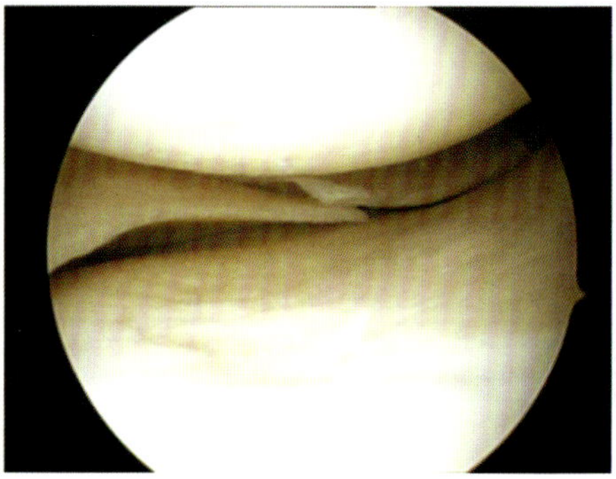

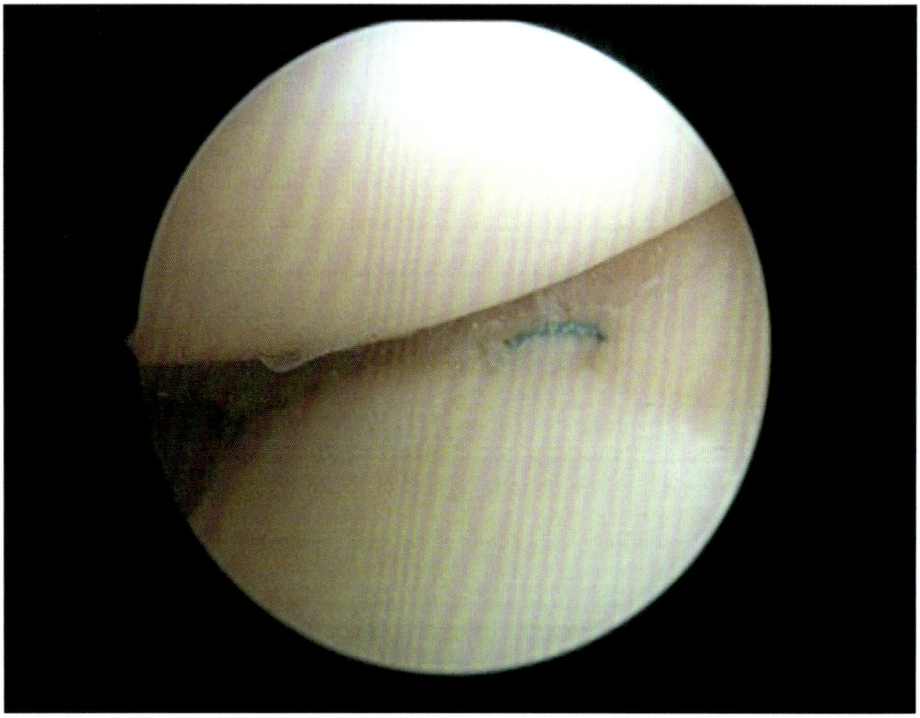

术后时间	措施
第 1 天	（1）用膝关节支具（例如 Mecron 支具） （2）进行张力训练，减负式步态训练
第 2 天	（1）扶拐足底着地步行练习 **提示：**在伸展 / 轴向压力完全负重情况下，只可以在 Mecron 支具中进行活动 （2）动力支具 0° ~60° （3）台阶训练 （4）股四头肌等长收缩训练
第 14 天	（1）去伤口敷料，拆线 （2）动力支具 0° ~90°（每周门诊 3 次） （3）在支具中对无痛部位进行被动助力康复疗法，继续扶拐足底着地步行练习
第 3 周	增加负重，伸展位置达到完全负重
第 7 周	（1）在弯曲幅度加大的情况下达到完全负重，尽量自由活动 （2）高强度的协调训练和稳定性训练，加强肌肉等速训练 （3）减少使用或不使用膝关节支具和助步装置
第 12 周	在康复人员指导下，进行无痛部位进行肌力训练（锻炼强度不必过大）、室内自行车锻炼、游泳
第 6 个月	开始进行简单的膝关节负重轻的体育运动
第 9 个月	逐渐增加膝关节负重的体育运动 **提示：**半月板修复后再断裂的概率约为 10%~20%

4 髌骨骨折，手术治疗

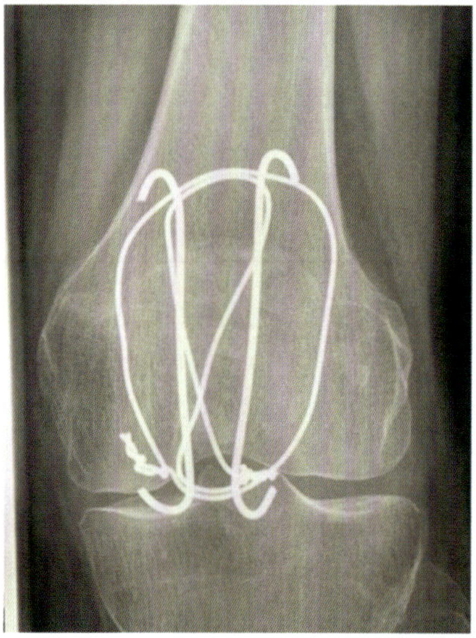

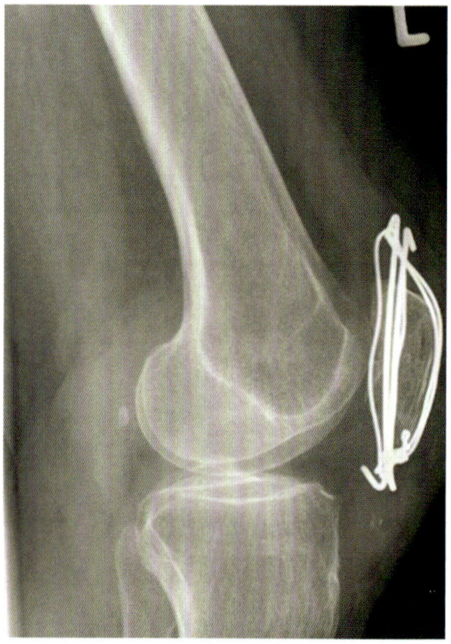

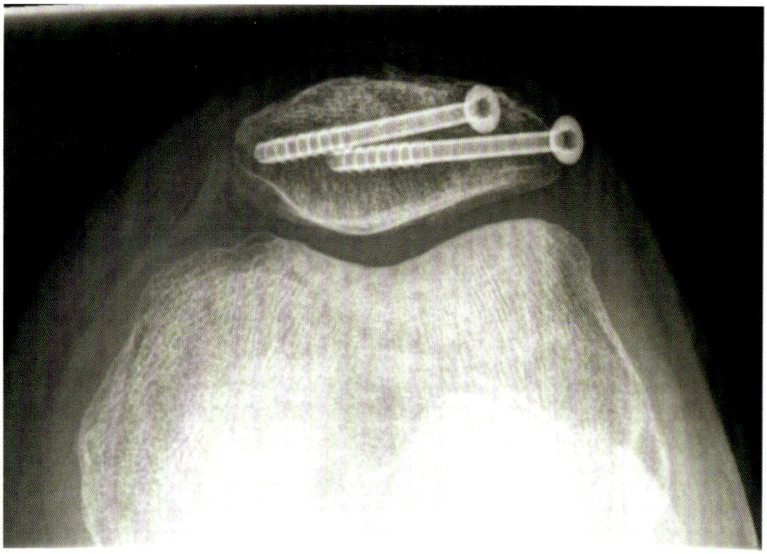

术后时间	措施
术后	将膝关节伸展支具设在 0° 位置上（例如 Mecron 支具）
第 1 天	在动力支具上的被动运动加大到 0°～30°，进行疼痛程度可接受的步态训练（3 点）
第 2 天	（1）开始在膝关节支具 0° 位置上扶拐增加轴向负重，3 周后达到完全负重 （2）台阶训练 （3）等长收缩锻炼 **提示：**必要时 EMS 肌电刺激 （4）抗血栓治疗
第 7 天	X 线复查，在动力支具上的被动运动加大到 0°～60°
第 11 天	去伤口敷料，拆线
第 3 周	（1）X 线复查 （2）根据膝关节的刺激状态，将在动力支具上的被动运动加大到 0°～90° （3）肌肉稳定性训练 **提示：**3 周起可以做伸展抬升动作
第 4~6 周	（1）减少使用或不使用膝关节伸展支具和前臂拐杖（第 4 周） （2）在第 6 周进行 X 线复查
第 7 周	（1）运动负重（活动范围不受限） （2）伸肌向心 / 离心训练 （3）无痛协调训练
7 周后	（1）X 线复查 （2）第 8 周起开始跑步训练 （3）第 6 个月起开始身体对抗性运动 （4）第 6~9 个月后可以去内固定器

5 髌骨脱位，手术治疗，软组织手术

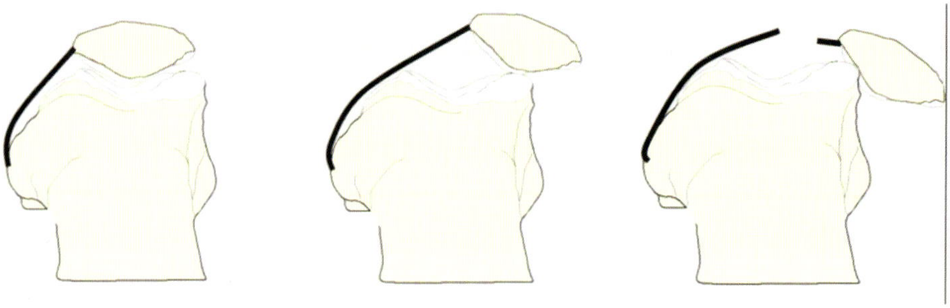

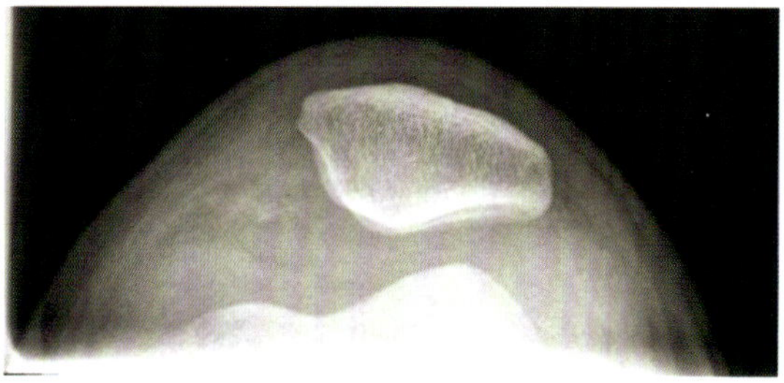

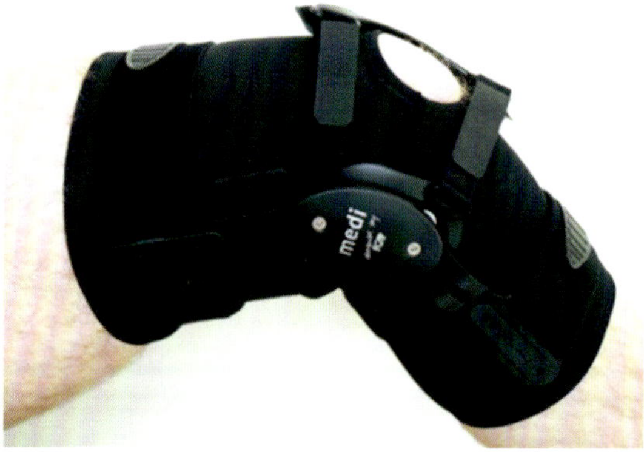

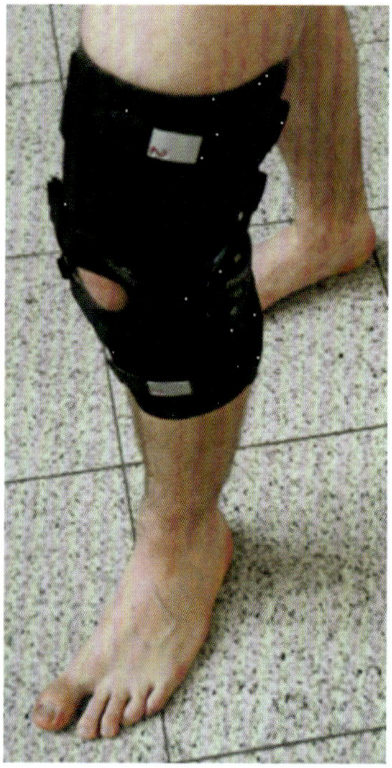

治疗时间	措施
第 1 天	（1）将膝关节支具设在 0° 位置上，在支具中步行练习，开始时扶拐施加疼痛程度可接受的局部负重，在第 2 周结束前达到完全负重 （2）使髌骨恢复到居中位置 （3）股四头肌等长收缩运动，不得使用运动支具
第 5 天	（1）膝盖绷带固定 （2）逐渐加大运动幅度，直到可以自由活动 （3）继续进行肌肉锻炼
第 14 天	去伤口敷料，拆线
第 7 周	（1）减少使用或不使用支具和前臂拐杖，尽量自由活动 （2）进行对抗助力训练、高强度肌肉训练、股四头肌力量训练（尤其是股内侧肌） （3）选择护膝的运动方式（例如在松软的地面上慢跑、游泳），不得进行对膝关节回冲力大的运动（例如屈膝、跪、奔跑、球类运动） **提示：**必要时采取水中运动疗法
第 12 周	体育活动和日常生活不再受限

6 髌腱断裂，手术治疗

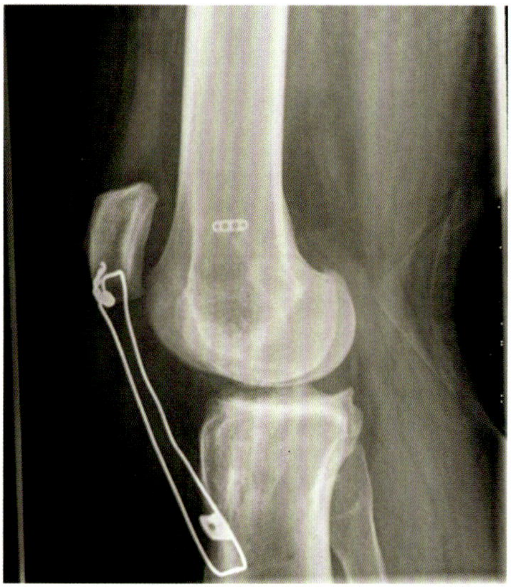

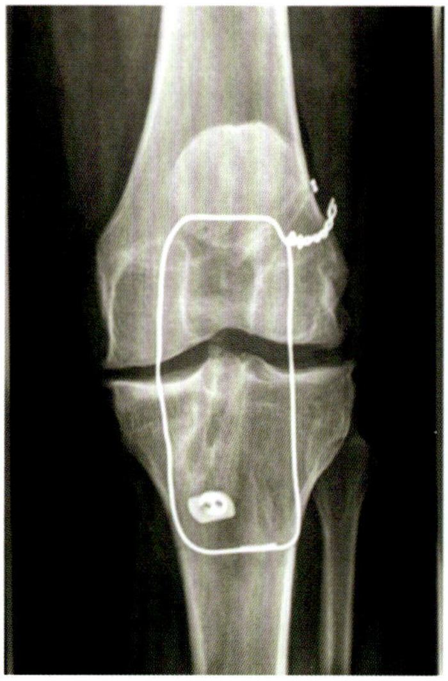

术后时间	措施
第 1 天	将膝关节支具设置到 0° 位置
第 2 天	（1）扶拐足底着地带 0° 位置的支具练习步行，直至伤口痊愈 （2）动力支具 0° ~30° （3）股四头肌等长收缩训练 （4）抗血栓治疗
第 14 天	（1）去伤口敷料，拆线 （2）在轴向负重下带支具逐渐增加负重至完全负重 （3）独立进行臀部外展肌 / 伸肌训练 （4）继续股四头肌的等长收缩训练，动力支具调到 0° ~60°
第 5~6 周	（1）动力支具 0° ~90° （2）带支具主动助力膝关节弯曲至 90° **提示：**允许在闭链系统（足与手、长椅或垫子接触）中锻炼，不得在开链系统中做抗重力 / 阻力的锻炼（肌腱愈合 6 周）
第 6 周	（1）当肌肉稳定性足够时，减少使用或不使用支具和前臂拐杖，逐渐提高主动运动幅度，活动范围达到最大 （2）增加负重，在第 8 周达到完全负重 **提示：**必要时采取水中运动疗法
第 8 周	可以进行对膝关节回冲力小的运动（例如在松软的地面上慢跑、游泳）
第 12 周	逐渐恢复体育活动和日常生活

7 膝关节后外侧结构重建

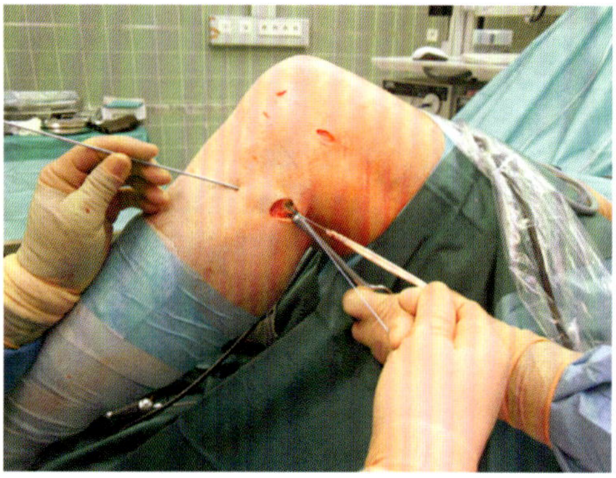

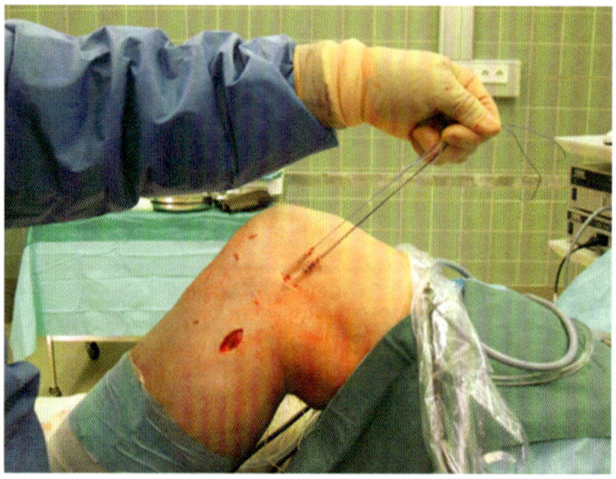

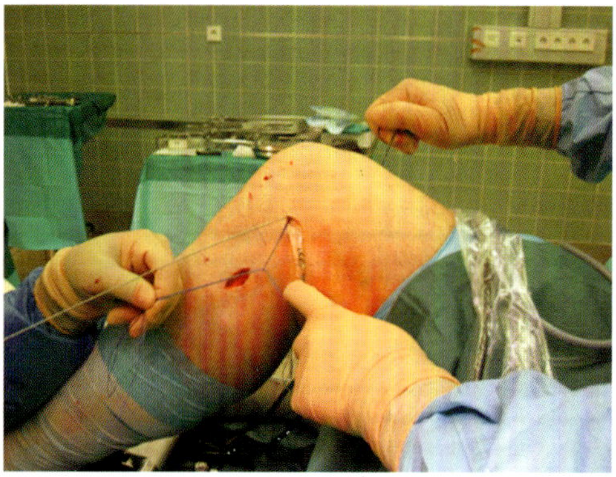

术后时间	措施
第 1 天	（1）腿部用 PTS 支具前后一致地固定 12 周 **提示：**所有的锻炼和被动运动均在 PTS 支具支持下进行 （2）抗血栓治疗 （3）抬足放足练习
第 1 周	（1）扶拐足底着地在 PTS 支具中进行活动 （2）步态训练 （3）股四头肌等长收缩运动 （4）膝盖骨被动运动 （5）电生理治疗 **提示：**膝关节不得承重
第 4 周	（1）PTS 支具固定下逐渐增加负重，第 6 周达到完全负重 （2）俯卧位开始进行带助力的被动运动练习
第 7 周	（1）在 PTS 支具中进行身体稳定性训练 （2）俯卧位开始进行带助力的被动运动练习
第 9 周	去伤口敷料
第 12 周	（1）减少使用或拆除 PTS 支具，开始无 PTS 支具固定的完全负重训练 （2）扶拐或部分 / 完全去拐取决于步态的稳定性 （3）在仰卧位练习时活动范围不受限制 （4）医学运动康复治疗，在静态腿部轴线方位上练习本体感觉，手法进行关节活动练习 （5）力量训练的开始取决于肌肉重建 / 本体感觉恢复情况 （6）动力学训练，当运动幅度越过腿部轴线时注意保护肌肉 （7）逐渐提高体能
第 6 个月	可以开始重力运动

8 股四头肌肌腱断裂，手术治疗

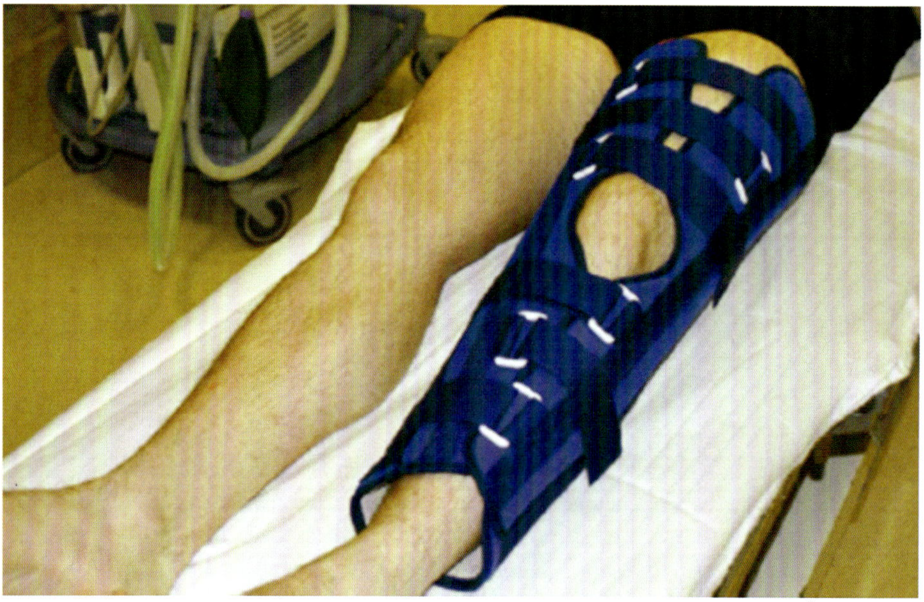

术后时间	措施
第 1 天	通过设在 0° 位置上的膝关节支具和拐杖，足底着地进行步态训练 **提示：**不得锻炼股四头肌
第 14 天	（1）去伤口敷料 （2）在轴线方向上增加负重至完全负重
第 5–6 周	在支具支持下，主动助力弯曲至 90° 活动膝关节 **提示：**允许在闭链系统中锻炼（足与手、长椅或垫子接触），不得在开链系统中做对抗力量锻炼（肌腱愈合 6 周）
第 7 周	（1）当肌肉稳定性足够时，减少使用或不使用支具和前臂拐杖 （2）提高主动运动幅度，活动范围达到最大 （3）水中运动疗法 （4）迫使膝关节活动
第 9 周	可以进行对膝关节回冲力小的运动 **提示：**不得从事膝盖负重的工作
第 12 周	逐渐恢复体育活动和日常生活

9 前十字韧带重建术

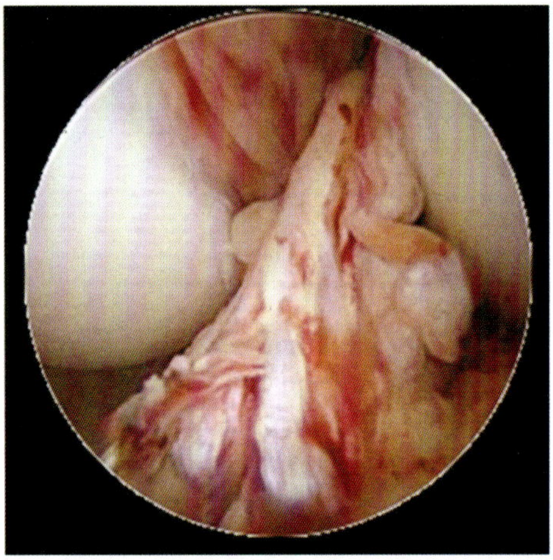

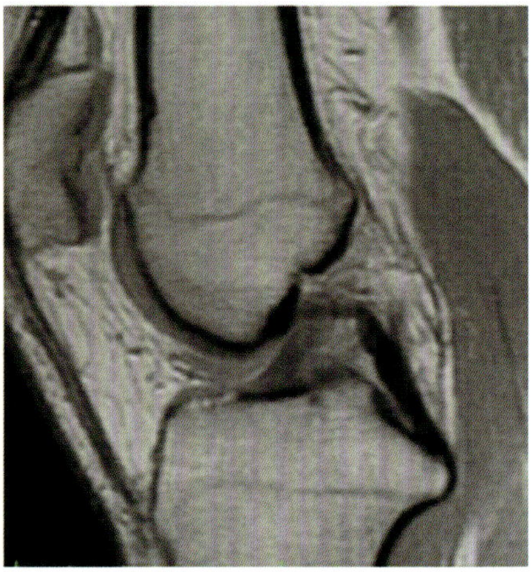

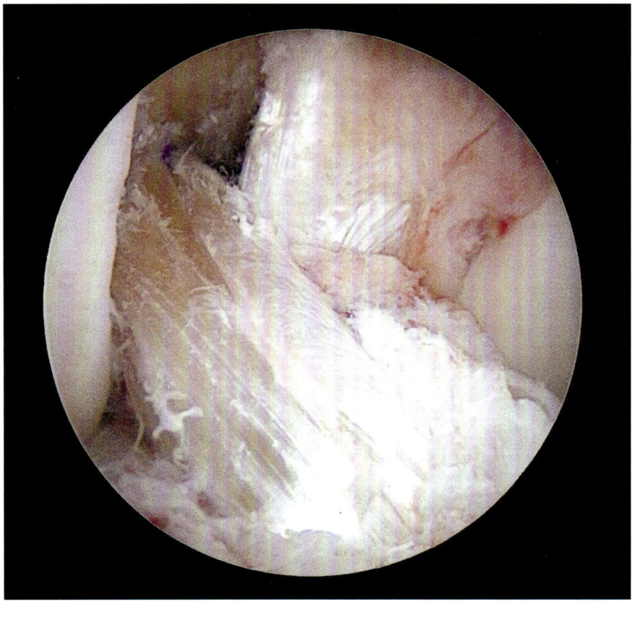

治疗时间	措施
第 1 天	（1）患腿置于完全伸展位，必要时足跟垫枕 （2）抬足放足练习 （3）免负重扶拐开始活动 **提示：**前 3 个月不得从屈曲状态主动独立伸膝
第 3 天	同上，并进行抗血栓治疗，锻炼股四头肌，活动膝盖骨，足底着地进行步态训练 **提示：**一般情况下，移植物初始固定稳定的话，不需要支具 / 绷带，否则需要配置活动的膝关节支具
第 1 周	（1）在高强度步态训练和台阶训练的同时增加负重（负重量根据疼痛、肿胀和协调情况而定），在第 3 周起达到完全负重 （2）肌肉力量训练
第 14 天	去伤口敷料，拆线
第 3 周	（1）减少使用或不使用助步装置，活动自由时可以完全负重 （2）在静态腿部轴线上进行肌肉力量练习和本体感觉训练，交替进行康复锻炼
第 7 周	（1）医学运动康复治疗（首先腘绳肌群） （2）在静态腿部轴线上加强本体感觉，伸 / 缩交替（跳跃、旋转） （3）预备日常负重，游泳
4 个月	（1）力量训练 （2）生物动力学训练 **提示：**避免越过腿部轴线的运动对肌肉造成损伤 （3）体能训练，体育类型相关的特有训练 （4）恢复工作能力 （5）骑自行车、慢跑
6 个月	（1）告知再次受伤的危险性 （2）恢复体育训练

10 后十字韧带重建术

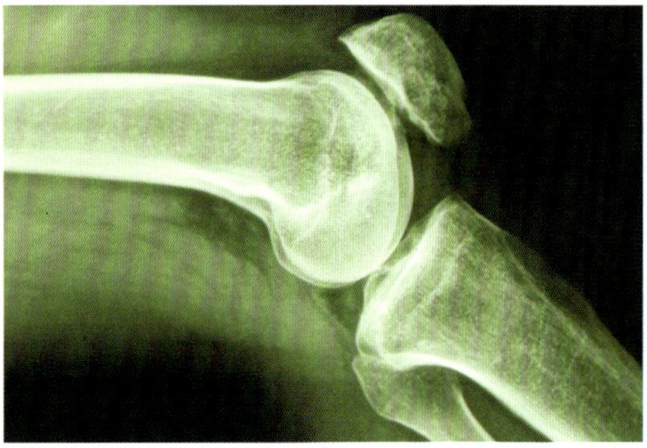

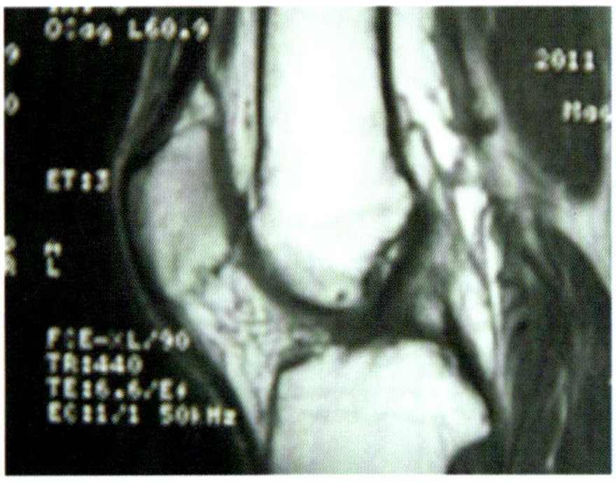

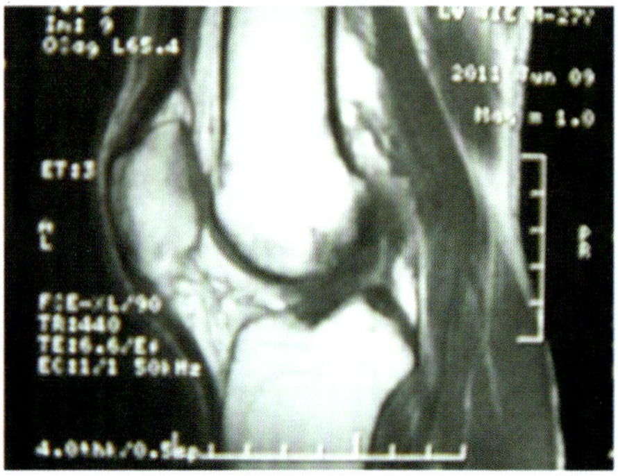

治疗时间	措施
术前康复	（1）患者教育 （2）恢复正常关节活动度（ROM）、正常步态 （3）最大限度增加力量 / 功能，并能不借助辅助工具上下楼梯
第 1 天	（1）冰敷 （2）控制术后疼痛 / 肿胀 （3）股四头肌等长收缩，肌肉电刺激 （4）可耐受范围内，心血管功能训练，上肢练习 **提示：**必要时进行抗血栓治疗
第 3 天	（1）锻炼股四头肌，肌肉电刺激 （2）活动膝盖骨增加髌骨活动度，在支具支持下进行膝关节活动度训练

（续表）

治疗时间	措施
第 1 周	（1）避免主动屈膝、热敷、在治疗和功能活动过程中产生疼痛 （2）支具锁定在0°，扶拐足尖着地负重行走
第 14 天	去伤口敷料，拆线
第 2~6 周	（1）ROM 达到0° ~90°，渐进性负重至75% （2）髌骨松动术，辅助下主动伸膝/被动屈膝（ROM为0° ~70° ），只要能耐受，第4~6周时逐步增加到90° （3）支具锁定在0°，仰卧位/俯卧位直抬腿，各方向直抬腿，渐进性抗阻练习，多角度股四头肌等长收缩（ROM为60° ~20° ），蹬踏练习（双侧，ROM为60° ~0° ） （4）近端(髋）渐进性抗阻肌力练习，本体感觉训练(双侧负重），腘绳肌和腓肠肌柔韧性训练
第 7~12 周	（1）目标是ROM 达到 0° ~130° ，恢复正常步态，可在无痛且控制良好的条件下迈上20 cm阶梯、迈下15 cm阶梯 **提示：**避免超出活动度限制、抗阻屈膝、练习时疼痛 （2）当步行无痛时（6 ~ 8周），去掉拐杖，蹬踏/微蹲（ROM为60° ~0° ），助力关节活动度（AAROM）训练 （3）多维支撑面上本体感觉训练，逐步过渡到单腿负重、对侧弹力带练习，开始向前上阶梯练习 （4）主动伸膝：ROM60° ~0° 开链渐进性抗阻练习（观察髌骨症状），不要进行主动开链腘绳肌练习 （5）条件允许时，开始迈下阶梯训练。如果关节活动度>115°，则进行标准功率自行车练习
3 ~ 5 月	（1）目标恢复全部ROM，在无痛且控制良好的条件下能迈下20 cm阶梯，灵活性提高，能满足跑步和专项运动的需要 **提示：**在恢复足够股四头肌控制和下肢力线之前，不宜反复下阶梯，不要抗阻屈膝练习、不要产生疼痛 （2）蹬踏/静蹲（ROM为80° ~0° ），AAROM练习，多维平面上单侧平衡训练本体感觉，弓箭步训练 （3）下肢渐进性抗阻和灵活性训练，阶梯训练，面向前下阶梯试验 （4）主动伸膝：ROM 80° ~0° 开链渐进性抗阻练习，不能进行开链抗阻腘绳肌练习
6 个月以后	（1）目标是跳跃测试的肢体对称性达到85%以上，等速测试的肢体对称性达到85%以上，肌力和灵活性可以满足专项运动、没有恐惧感 （2）继续强化下肢灵活性训练、力量、本体感觉训练，蹬踏、静蹲和0° ~ 90° 开链伸膝练习，强化向前跑练习、功能往复运动练习（专项运动）

11 髌骨关节面软骨病变，手术治疗[1]

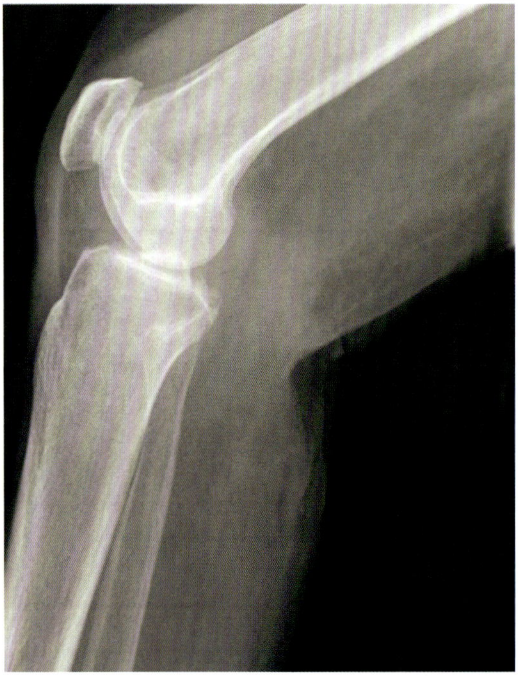

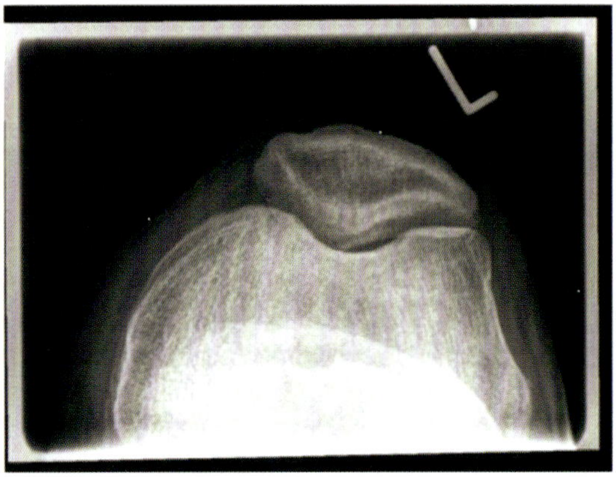

[1] 股外肌松解和股内肌转移。

治疗时间	措施
术中	使用伸展支具（例如 Mecron 支具）
第 1 天	扶拐足底着地进行疼痛程度可接受的活动，3 周内不得做伸展和抬升动作 **提示：**关节软骨损伤的治疗原则为多活动，少负重
第 3 天	在 0°～60° 动力支具下，开始膝关节主动助力弯曲活动，不得超过 60°
第 14 天	去伤口敷料，拆线
第 3 周	6 周后增加负重至完全负重
第 4~6 周	提高膝关节主动弯曲至 90°，减少使用或不使用前臂拐杖
第 6 周起	完全负重，可自由活动

12 内侧髌股韧带（MPFL）重建

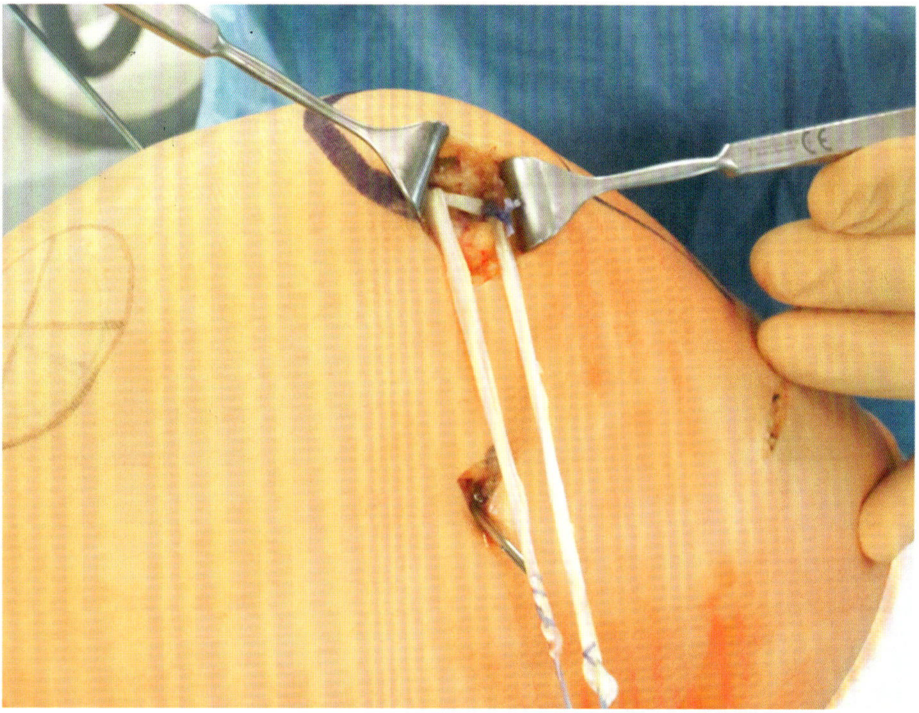

治疗时间	措施
术中	将膝关节支具设置到 0° 位置
第 1 天	（1）在膝关节支具中主动弯曲至 0° ~60° （2）扶拐足底着地进行疼痛程度可接受的活动 （3）对相邻关节进行康复练习
第 7 天	（1）膝关节支具中主动弯曲至 0° ~90° （2）开始力量练习和活动练习（尤其股内肌的力量）
第 14 天	去伤口敷料，拆线
第 6 周	（1）减少使用或不使用膝关节支具 （2）逐渐增加负重至第 8 周以活动不受限制为前提达到完全负重 （3）有针对性地进行康复治疗重建功能，对抗阻力练习 （4）允许参与简单的体育活动 （5）高强度肌肉训练，股四头肌力量训练（尤其是股内侧肌） **提示：**①不得进行膝关节负重的运动（例如屈膝、跪、奔跑、球类运动）；②必要时采取水中运动疗法
第 12 周	逐渐恢复体育活动和日常生活

⑬ 全膝人工关节置换术

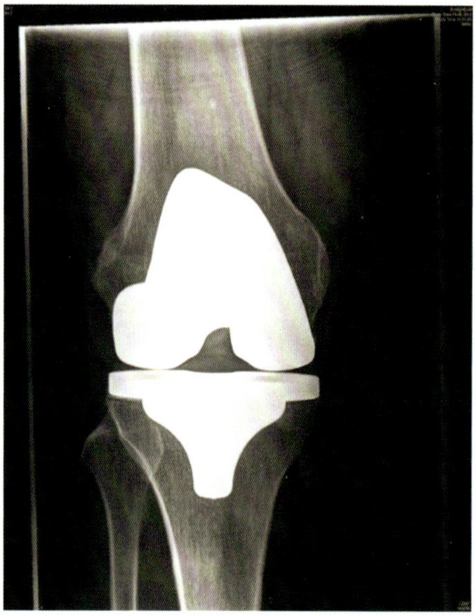

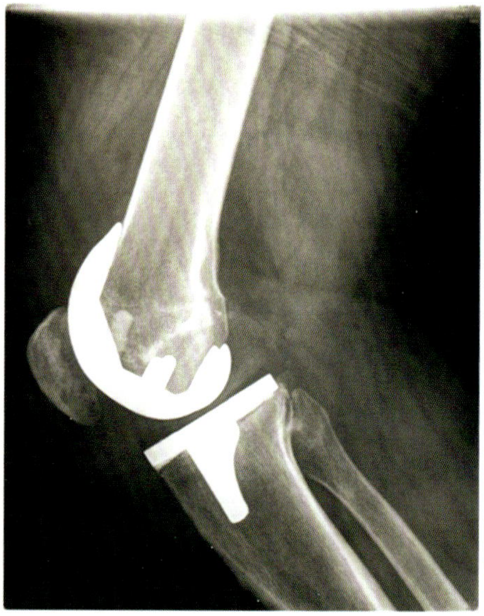

术后时间	措施
术后	安放镇痛泵
第 1 天	（1）卧位伸展 （2）抗血栓治疗 （3）在无痛部位小心地进行伸展和功能性屈曲 （4）呼吸训练
第 2 天	（1）取下支具进行康复治疗 （2）膝关节主动助力弯曲和伸展，等长收缩运动 **提示：**如有可能，缩短镇痛泵的使用频率
第 4~5 天	（1）拆除镇痛泵后，扶拐或助步器 / 助步车足底着地在科室附近进行活动 （2）步行练习 （3）关节活动 0°～90° （4）逐渐增加肌肉组织锻炼（腘绳肌），臀部附近的肌肉组织的力量练习 （5）X 线复查（如果术中未进行的话）
第 11 天	去伤口敷料，拆线
第 2 周	（1）根据肌力情况增加负重，扶拐达到完全负重 （2）进行疼痛程度可接受的功能练习：膝关节完全伸展和弯曲至 90°，双腿协调训练（膝关节伸展到最大时的稳定性） （3）加强肌肉建设
第 3~4 周	（1）提高协调性 / 稳定性，必要时采取水中运动疗法 （2）完全负重下高强度的步态训练 （3）逐渐增加器械训练，首先是闭链运动 **提示：**避免越过腿部轴线的运动对肌肉造成损伤 （4）减少使用或不使用行走支具 **提示：**在不使用助步支具时，注意行走步态是否正确

第八章

足踝

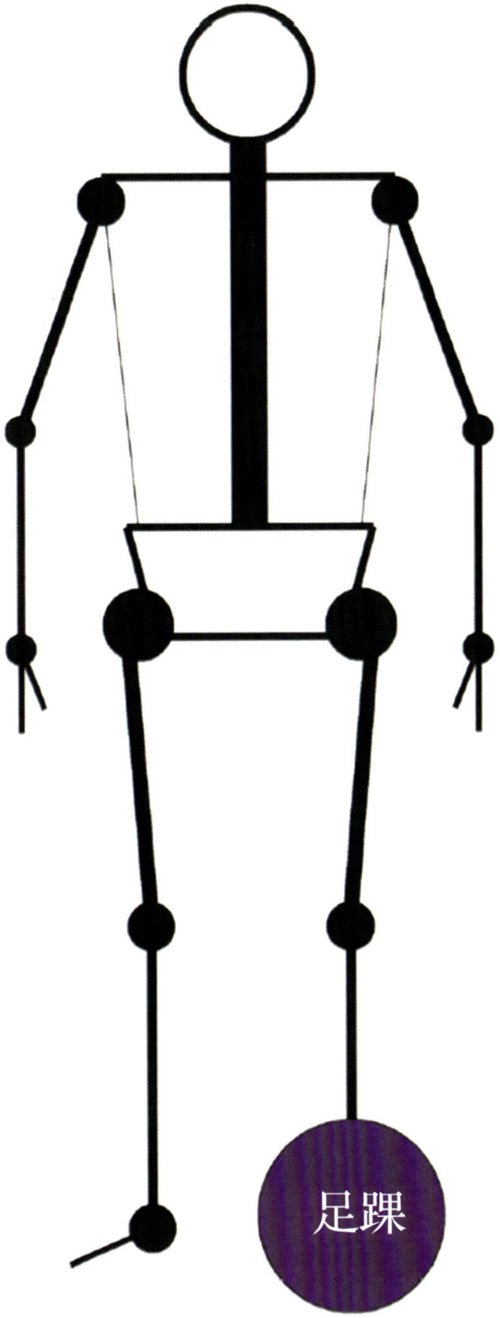

1 胫骨 Pilon 骨折，手术治疗[1]

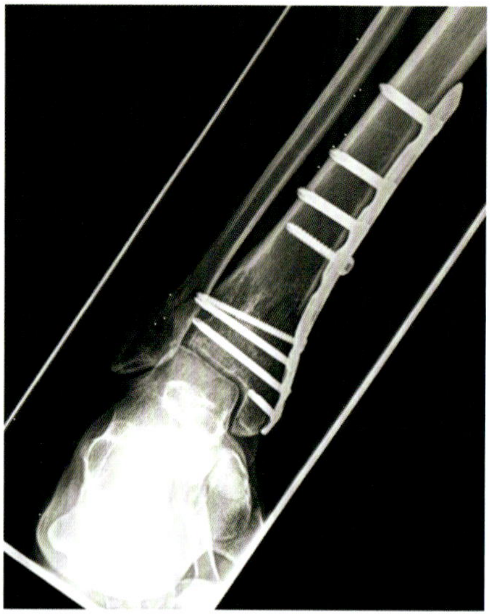

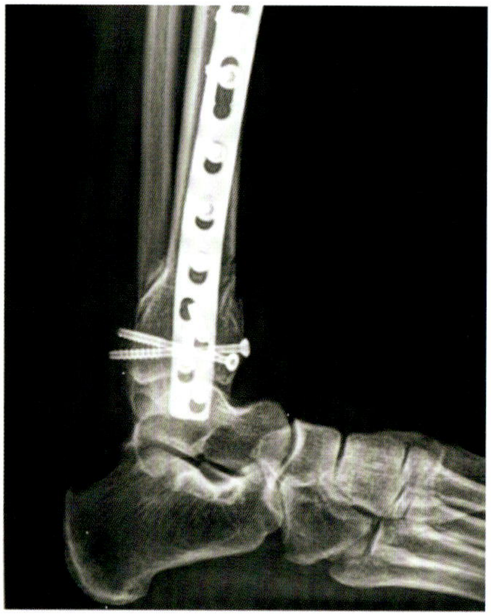

[1] 胫骨远侧关节内骨折。

治疗时间	措施
术中	小腿用石膏托固定
第 1 天	（1）扶拐足底着地进行活动，持续 6 周 （2）消肿 （3）抗血栓治疗 （4）足趾锻炼 （5）等长收缩练习
第 3 天	（1）检查踝关节活动度，根据稳定性和肿胀度进行伸展和屈曲锻炼 （2）穿上 II 类加压连裤袜
第 7 天	（1）X 线复查 （2）将小腿上的石膏托换成 OSG 支具（例如 Vario 标准宽度的加强稳定性的鞋），足底着地继续练习
第 14 天	去伤口敷料，拆线
第 3 周	X 线复查
第 6 周	（1）X 线复查 （2）减少使用 OSG 支具 （3）功能性康复治疗 （4）根据 X 线复查结果逐渐增加负重，负重达到体重的 1/2
第 12 周	（1）X 线复查 （2）增加负重至完全负重，可自由活动 **提示：**①如有必要，垫上特殊鞋垫；②必要时穿矫形鞋，并采取康复训练措施

2 跟腱断裂，保守治疗

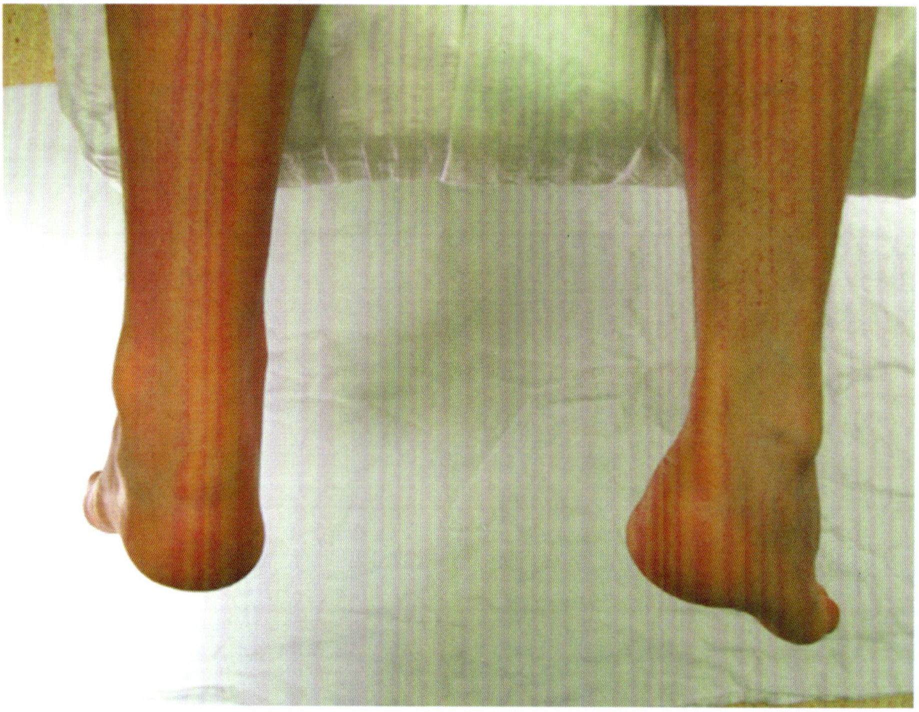

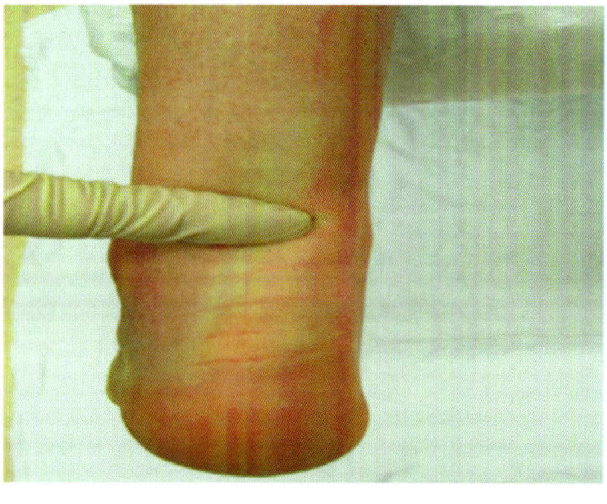

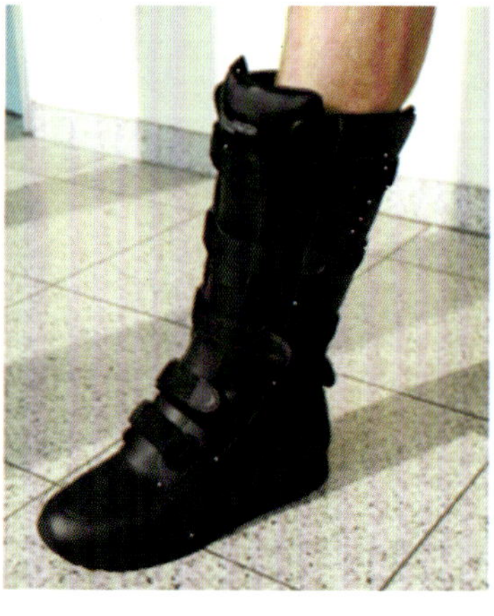

伤后时间	措施
受伤当天	（1）小腿 SoftCast，踝关节跖屈 30° （2）扶拐活动避免患肢负重
第 3 天	（1）俯卧姿势，足背放置到长椅上，足趾功能锻炼 （2）穿矫形鞋进行稳定性 / 协调性练习 **提示：**9 周不得进行上踝关节的功能锻炼
第 3 周	（1）俯卧姿势，足背放置到长椅上，肌电刺激疗法，必要时抗血栓治疗 （2）穿矫形鞋进行稳定性 / 协调性训练 （3）压腿，室内自行车训练，医学运动康复治疗
第 7 周	（1）临床 / 超声波检查 （2）Vario 标准宽度的矫形鞋，后跟垫高 1 cm，夜间不需使用 SoftCast （3）用跟腱 – 滑动支架固定，软组织技术
第 9 周	（1）临床 / 超声波检查 （2）减少使用 Vario 标准宽度的矫形鞋，后跟用鞋垫加高 1 cm （3）踝关节功能锻炼，等长收缩运动，腓肠肌训练，步态训练
第 12 周	（1）临床 / 超声波检查 （2）接下来的 6 个月鞋跟加高 1 cm （3）上踝关节功能锻炼，稳定性 / 协调性训练，逐渐增加日常特定的训练，如果步态正常、肌间协调稳定的话，可以进行体育活动

3 跟腱断裂，手术治疗

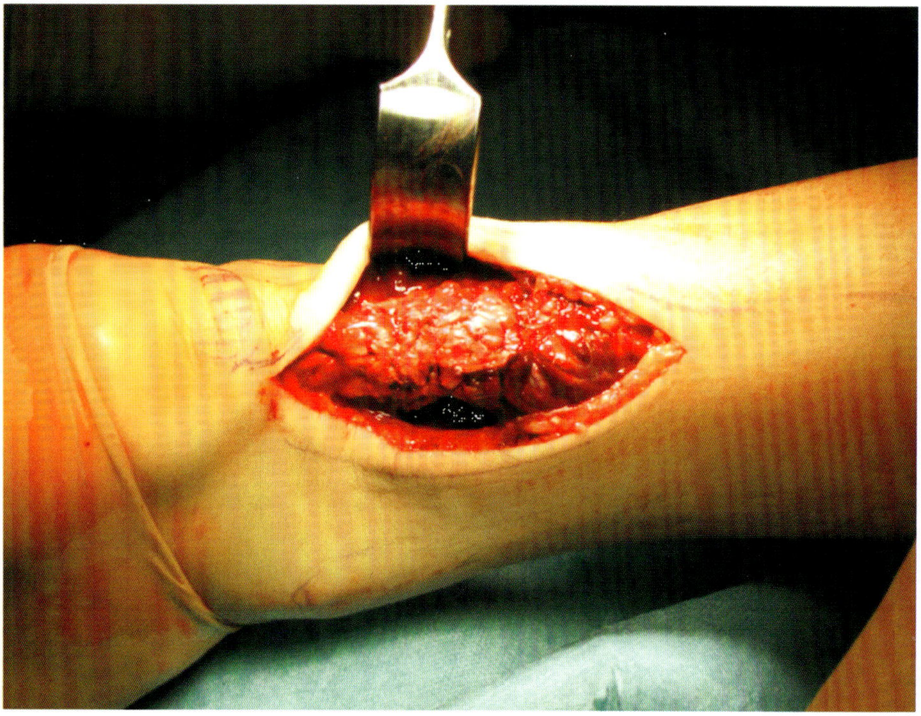

术后时间	措施
第 1 天	在伤口愈合阶段，小腿 SoftCast，踝关节跖屈 30°，扶拐活动避免患肢负重，必要时进行抗血栓治疗
第 2~13 天	（1）抬高患肢 （2）消肿 （3）扶拐活动避免患肢负重
第 14 天	去伤口敷料，拆线
伤口愈合后	（1）俯卧姿势，足背放置到长椅上，足趾功能锻炼 （2）穿矫形鞋进行稳定性 / 协调性练习 **提示**：9 周内不得进行踝关节的功能锻炼
第 3 周	（1）俯卧姿势，足背放置到长椅上，肌电刺激疗法 （2）穿矫形鞋进行稳定性 / 协调性训练 （3）压腿，室内自行车训练，医学运动康复治疗
第 7 周	（1）临床 / 超声波检查 （2）Vario 标准宽度的矫形鞋，后跟垫高 1 cm，夜间不需使用 SoftCast （3）用跟腱 – 滑动支架固定，软组织技术
第 9 周	（1）临床 / 超声波检查 （2）减少使用 Vario 标准宽度的矫形鞋，后跟用鞋垫加高 1 cm （3）踝关节功能锻炼，等长收缩运动，腓肠肌训练，步态训练
第 12 周	（1）临床 / 超声波检查 （2）接下来的 6 个月鞋跟加高 1 cm （3）踝关节功能锻炼，稳定性 / 协调性训练，逐渐增加日常特定的训练，如果步态正常、肌间协调稳定的话，可以进行体育活动

4 踝关节 / 距下关节融合术

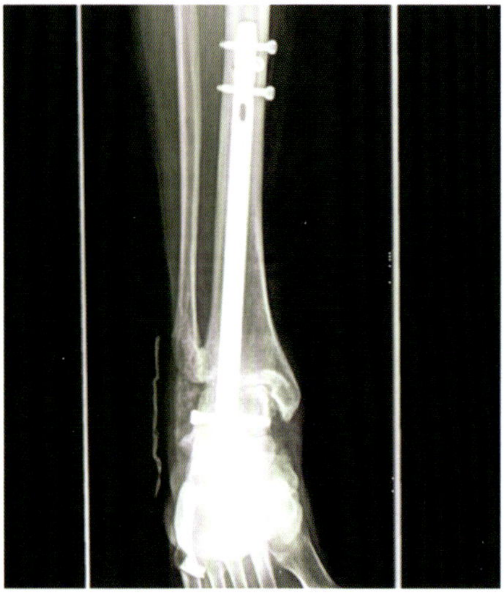

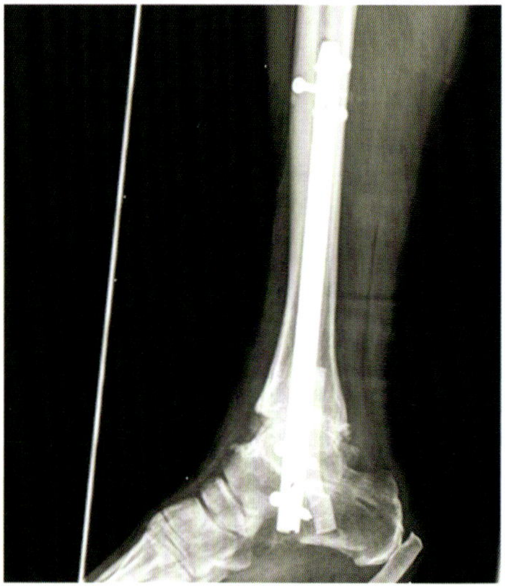

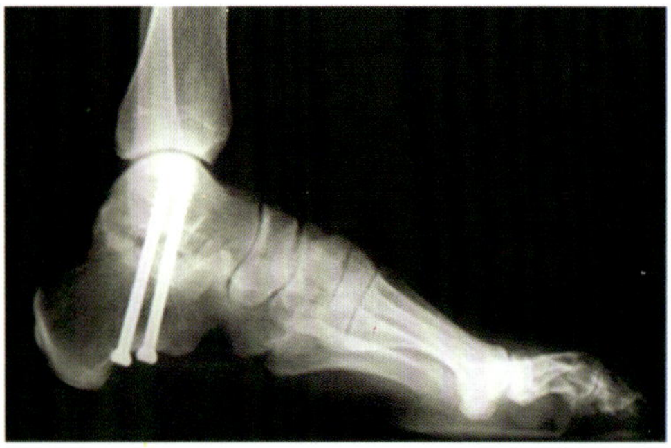

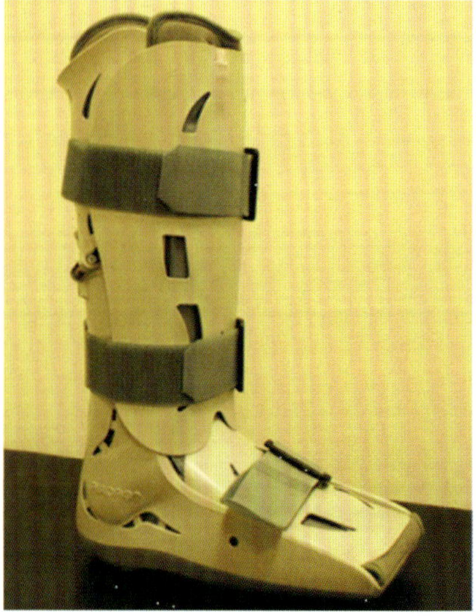

术后时间	措施
术后	小腿用石膏托固定
第 1 天	（1）抬高患肢 （2）消肿 （3）抗血栓治疗 （4）扶拐活动避免患肢负重
第 7 天	X 线复查
第 14 天	去伤口敷料，拆线
第 6 周	（1）X 线复查 （2）使用踝关节稳定支具，开始足底着地，持续到第 12 周
第 12 周	（1）X 线复查 （2）减少使用或不使用支具和前臂拐杖，借助特型鞋帮助足底滚动和步态练习

5 跟骨骨折，手术治疗

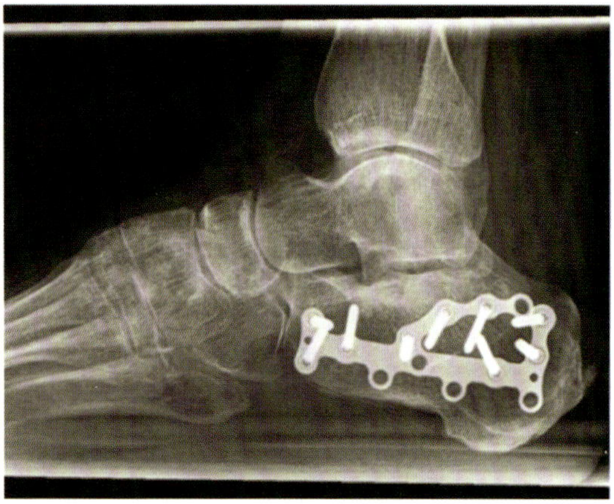

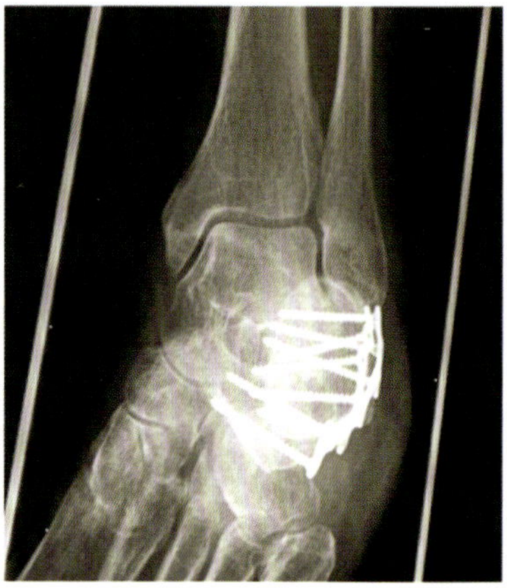

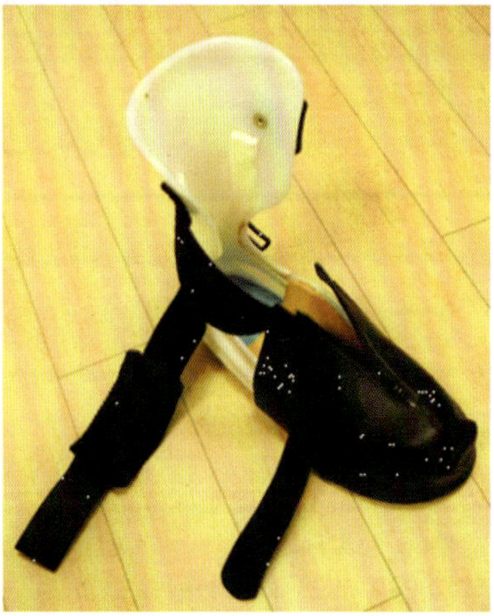

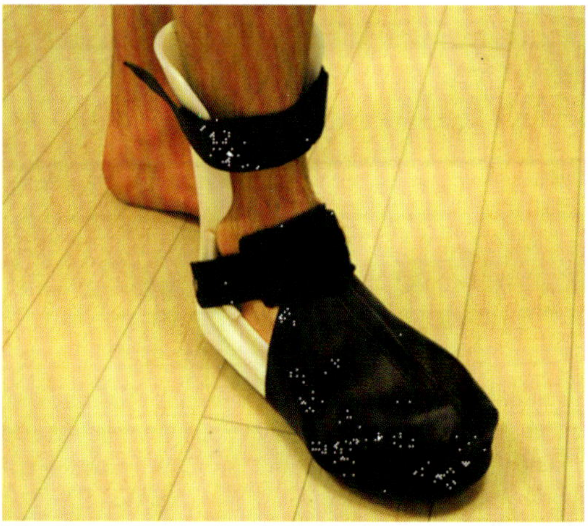

术后时间	措施
第 1 天	（1）抬高患肢 （2）消肿 （3）抗血栓治疗 （4）康复治疗时附加踝关节回旋练习，膝部和大腿练习
第 3 天	（1）扶拐活动避免患肢负重 （2）穿上 II 类加压连裤袜
第 7 天	X 线复查
第 14 天	去伤口敷料，拆线
第 3 周	X 线复查
第 6 周	（1）X 线复查 （2）首先扶拐（四点步态）根据消肿和伤口愈合情况调整跟部减负支具逐渐达到完全负重，使用足跟负重缓冲垫
第 8 周	（1）X 线复查 （2）使用足跟负重缓冲垫，减少使用或不使用前臂拐杖
第 12 周	（1）X 线复查 （2）穿上普通鞋或矫形鞋承受完全负重，必要时使用定制鞋垫
第 16 周	（1）继续康复训练 （2）逐渐进行恢复性功能训练

6 踝关节骨折脱位 / 跖骨骨折，手术治疗

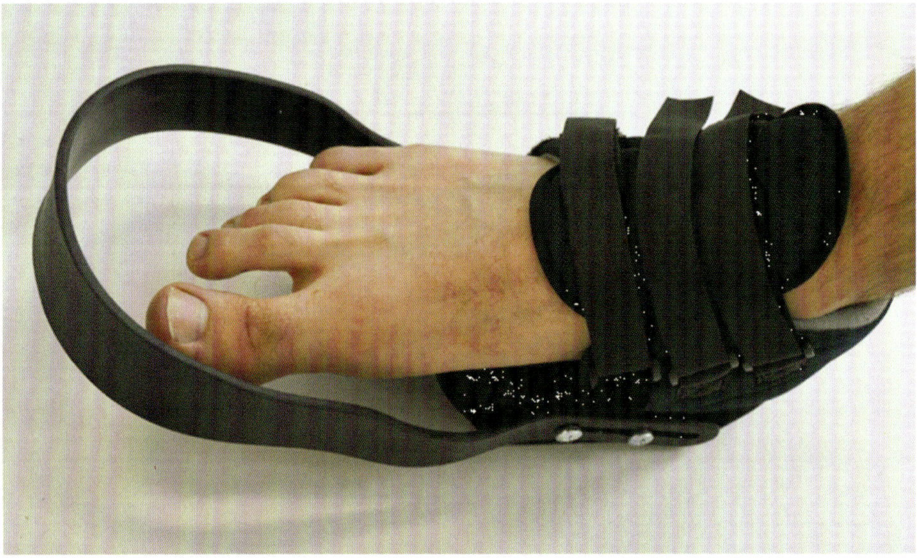

术后时间	措施
术后	小腿用石膏托固定 6 周，如条件许可不使用石膏时，则穿戴前足减压支具 / 减压矫形鞋进行活动
第 1 天	（1）冰敷疗法 （2）抗血栓治疗 （3）活动足趾和膝关节 （4）等长收缩运动 （5）在前足减压矫形鞋中做足底滚动练习 （6）进行伸展和屈曲等康复训练，不得旋前 / 旋后 **提示：**有克氏针临时固定者，足部需固定 6 周
第 7 天	X 线复查
第 14 天	去伤口敷料，拆线
第 3 周	X 线复查
第 6 周	（1）X 线复查 （2）石膏固定患者，则减少使用或拆除石膏夹板 **提示：**必要时拆除内固定材料，如克氏针临时固定者
第 7 周	（1）开始逐渐增加局部负重 **提示：**必要时穿戴前足减压支具 / 减压矫形鞋 （2）加强肌肉训练
第 9 周	（1）X 线复查 （2）增加负重
第 12 周	可以完全负重 **提示：**必要时，根据尺码和足形调整鞋垫或定做矫形鞋
第 16 周	（1）继续康复训练 （2）逐渐进行恢复性训练

7 足踇外翻 / 踇强直，手术治疗[1]

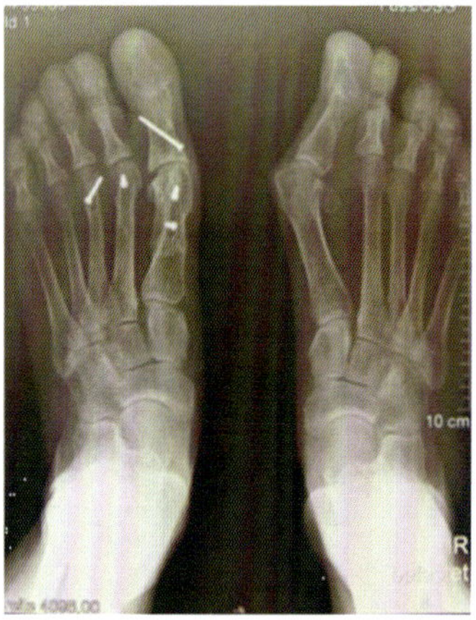

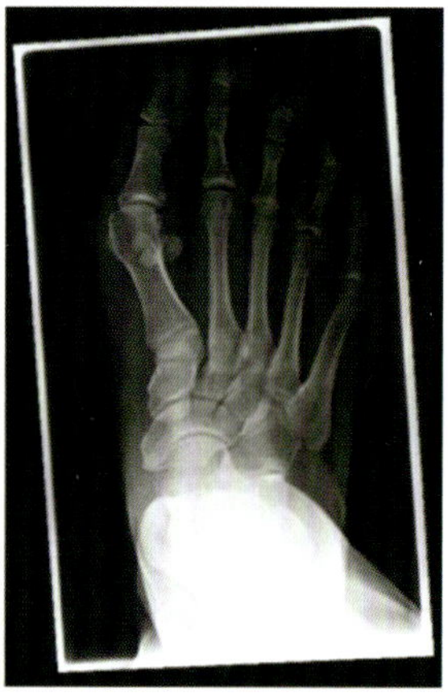

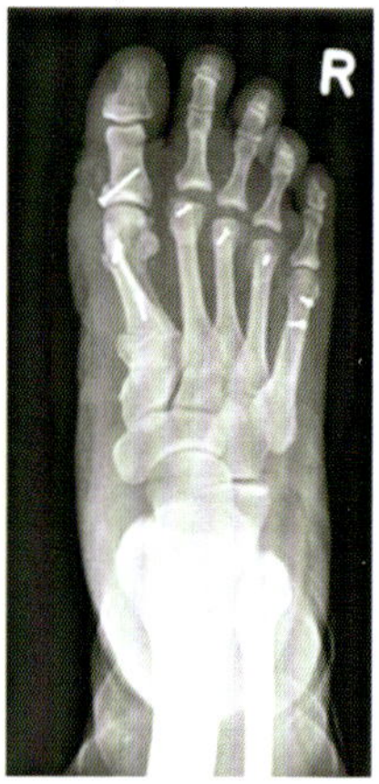

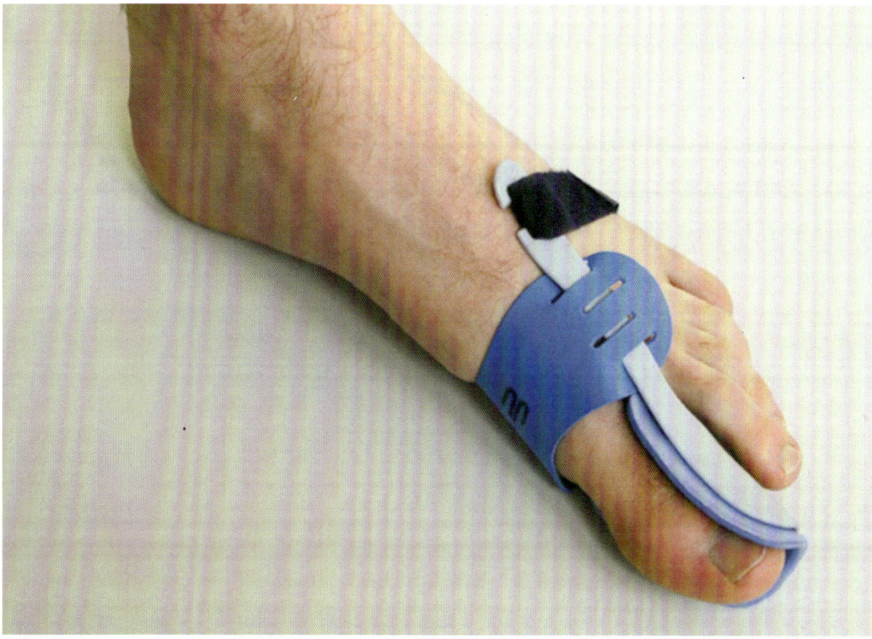

[1] 软组织手术，截骨，关节融合术。

术后时间	措施
术中	3周内使用足踇外翻矫形绷带/矫形支具 **提示：**关节融合术情况除外
第1天	（1）抬高患肢 （2）消肿 （3）抗血栓治疗 （4）等长收缩运动 （5）根据疼痛症状在前足减压支具/前足减压矫形鞋中进行完全负重练习 （6）第一跖趾关节主动/被动训练 （7）上踝关节和膝关节活动及肌肉锻炼
第7天	X线复查
第14天	去伤口敷料，拆线
第6周	（1）X线复查 **提示：**必要时拆除临时性跨关节固定的克氏针
第7周	（1）减少使用或拆除前足减压支具/减压矫形鞋 （2）向完全负重过渡 （3）锻炼足趾

8 跖骨骨折，手术治疗

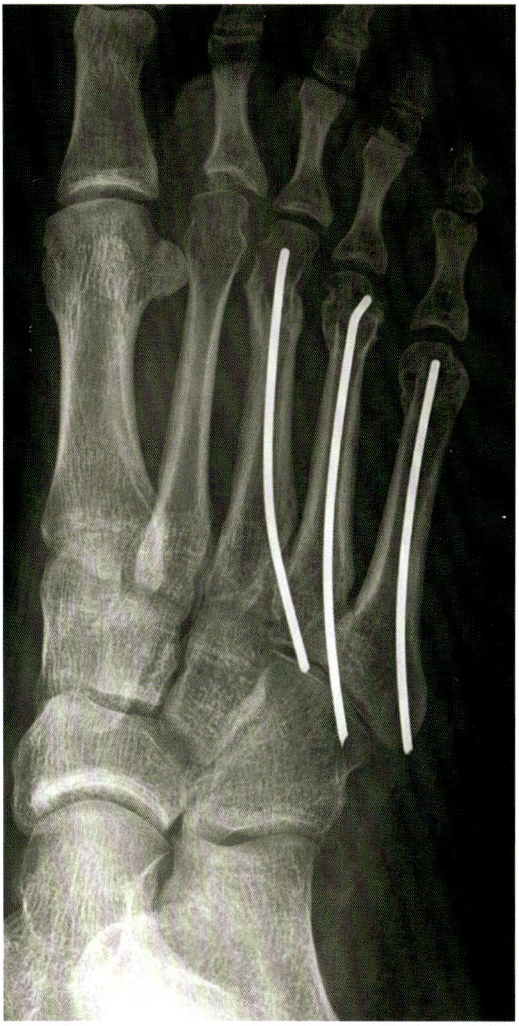

治疗时间	措施
术中	小腿用石膏托固定
第 1 天	（1）扶拐减负活动 （2）对不受限的关节进行功能锻炼 （3）抗血栓治疗
第 3 天	（1）取下石膏托 （2）检查踝关节活动 （3）穿戴硬底鞋进行足底活动 （4）穿上加压连裤袜 （5）步行练习 （6）台阶练习
第 7 天	X 线复查
第 14 天	（1）去伤口敷料，拆线 （2）继续步行练习
第 3 周	X 线复查
第 6 周	（1）X 线复查 **提示：**必要时拆除临时性跨关节固定的克氏针 （2）穿戴硬底鞋增加负重至完全负重 （3）减少使用或不使用前臂拐杖
第 8 周	没有硬底鞋的情况下达到完全负重 **提示：**必要时使用定制鞋垫

9 关节镜下踝关节滑膜清理/微骨折术

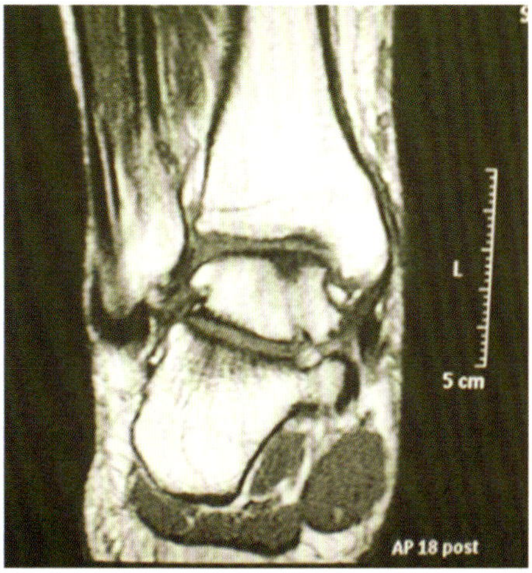

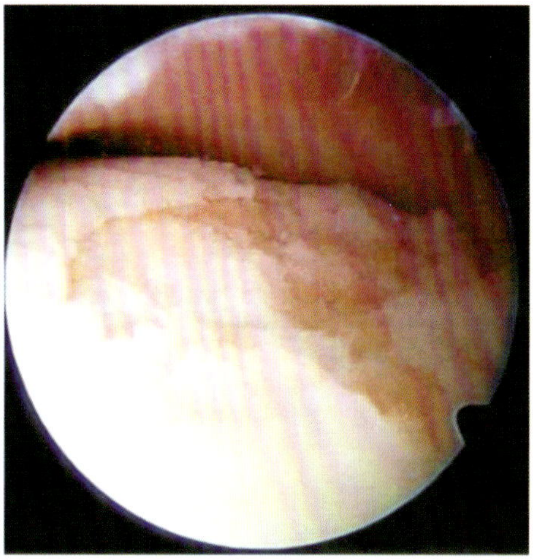

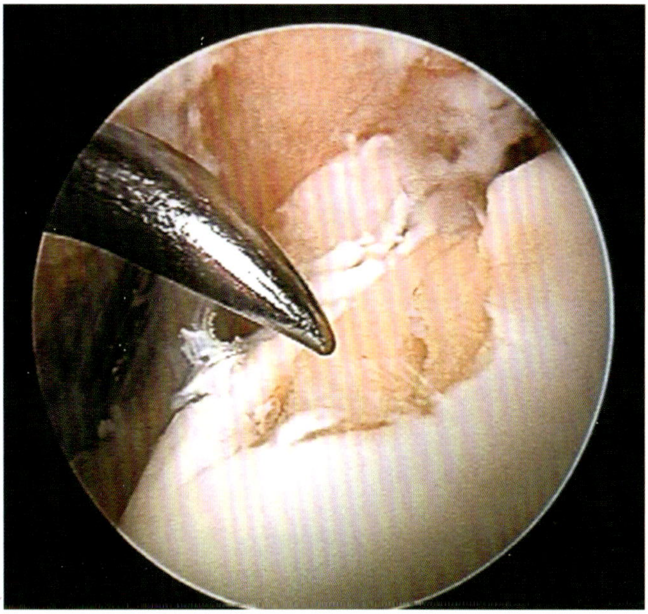

术后时间	措施
第 1 天	（1）冰敷疗法 （2）扶拐下地 （3）抗血栓治疗 （4）疼痛程度可接受的活动，部分负重
第 2 天	（1）冰敷疗法 **提示：**前 6 周需要扶拐，减轻负重下进行活动 （2）功能性康复治疗
第 1 周	使用前臂拐杖，部分负重下进行活动
第 14 天	去伤口敷料，折线
第 6 周	（1）增加负重，可自由活动 （2）减少使用或不使用前臂拐杖
第 6 个月	核磁共振检查治疗效果

10 踝关节外侧副韧带断裂，保守治疗

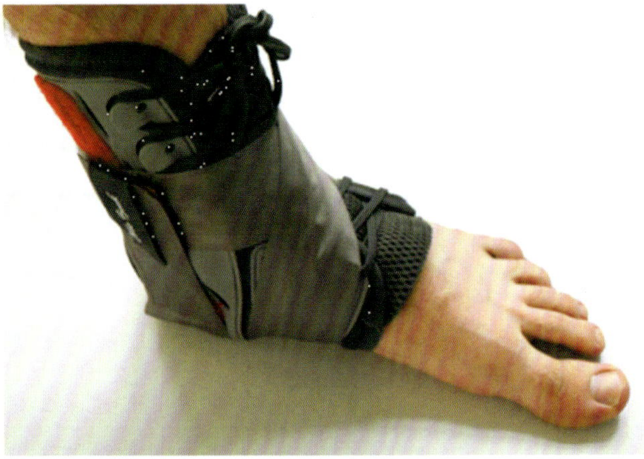

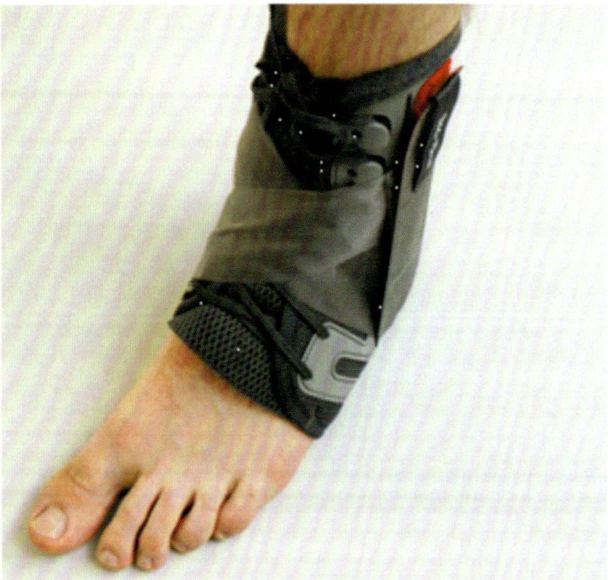

伤后时间	措施
受伤当天	小腿用石膏托固定，扶拐减负下进行活动
第 3~5 天	（1）消肿 （2）抗血栓治疗 （3）更换成踝关节稳定支具，穿上加压连裤袜，在完全负重下扶拐活动
第 3 周	开始旋前肌训练、大腿肌肉训练
第 7 周	（1）减少使用支具和前臂拐杖 （2）体位感觉训练 （3）本体反射训练 （4）旋前肌的训练
第 9 周	可以进行体育活动

11 踝关节外侧副韧带断裂，手术治疗[1]

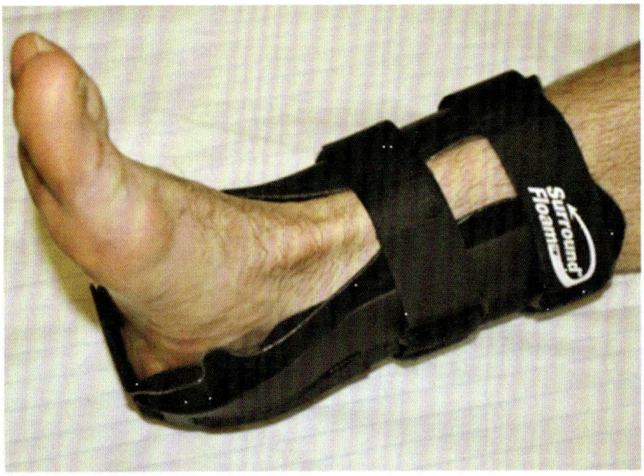

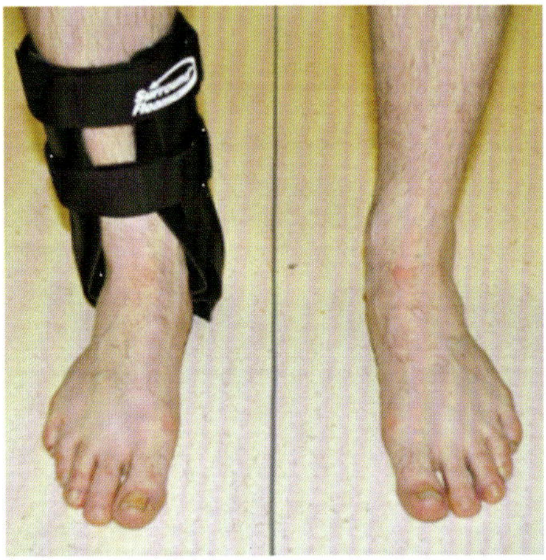

[1] 韧带缝合。

术后时间	措施
术中	小腿用石膏托固定
第 1 天	（1）指导下进行大腿肌肉训练、旋前肌训练 （2）消肿 （3）抗血栓治疗
第 3 天	（1）检查踝关节的活动度 （2）拆除石膏托，在充气行走支具 / 小腿护具固定和支持下逐渐增加疼痛程度可接受的负重，最迟在第 6 周达到完全负重
第 14 天	去伤口敷料，拆线
第 6 周	（1）达到完全负重 （2）减少使用充气行走支具 / 小腿护具和前臂拐杖（后者必要时也可以更早拆除） （3）体位感觉训练 （4）本体反射练习和旋前肌的训练

12 踝关节骨折，手术治疗[1]

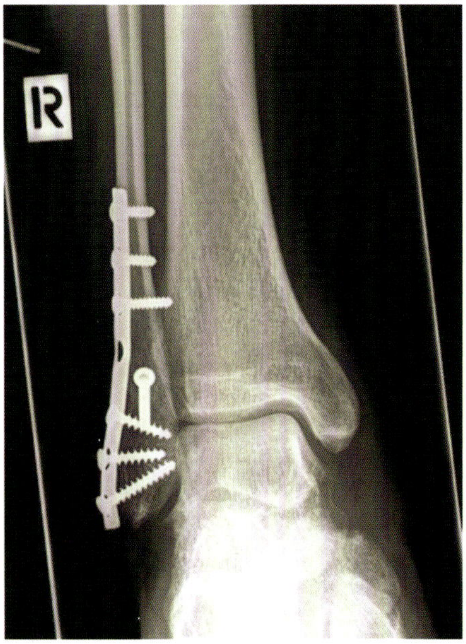

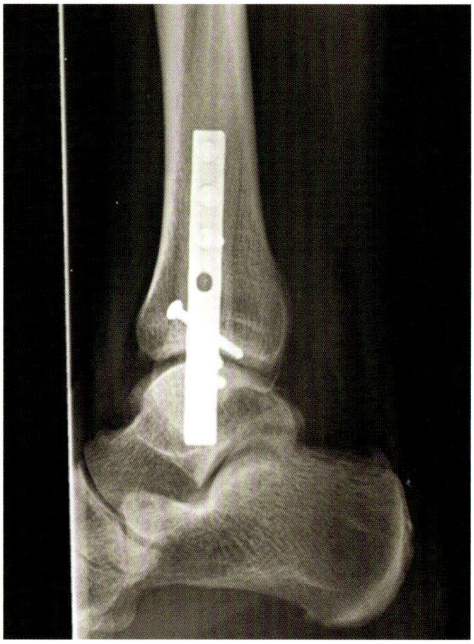

［1］未使用下胫腓螺丝钉固定。

术后时间	措施
术中	小腿用石膏托/支具固定
第 1 天	（1）所有关节在石膏托/支具支持下进行主动活动练习 （2）足部抬起放下训练 （3）大腿肌肉训练 （4）等长收缩运动 （5）抗血栓治疗 （6）在支具中足底着地扶拐进行活动，持续到第 3 周 **提示：**不得进行旋前、旋后训练
第 7 天	（1）X 线复查 （2）在支具中步行练习，运动练习不受限 （3）指导下完成独立锻炼 （4）台阶训练
第 14 天	（1）去伤口敷料，拆线 （2）继续在支具中足底着地扶拐进行步态训练、运动练习
第 3 周	（1）X 线复查 （2）在支具中逐渐增加负重，第 6 周后达到完全负重
第 6 周	（1）X 线复查 （2）减少使用或不使用支具和前臂拐杖（后者必要时也可以更早停用） （3）完全负重，可自由活动
第 12 周	可以进行体育活动

13 踝关节骨折，手术治疗[1]

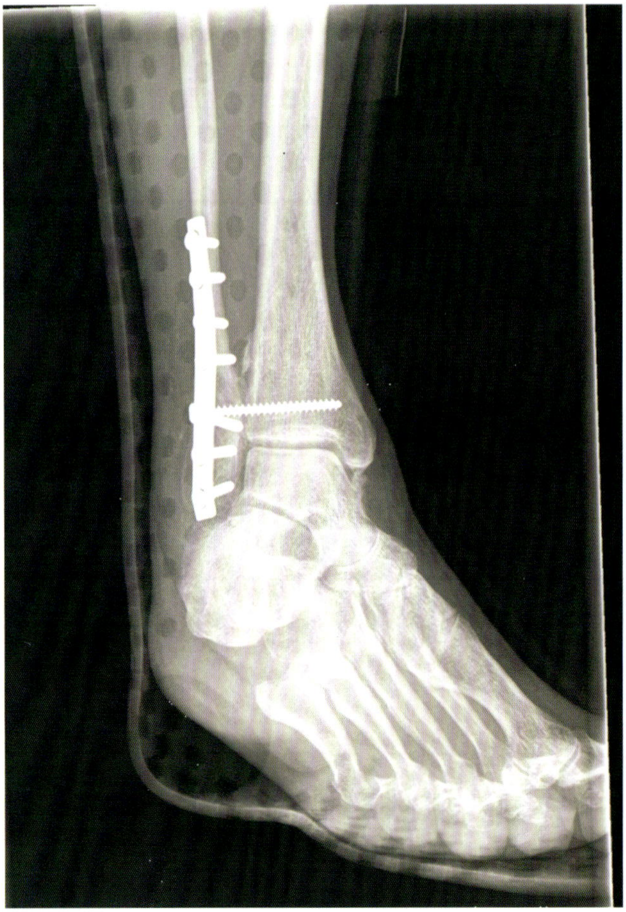

［1］下胫腓使用螺丝钉固定。

术后时间	措施
术中	小腿用石膏托 / 支具固定
第 1 天	（1）所有关节在石膏托 / 支具支持下进行主动活动练习 （2）足部抬起放下训练 （3）大腿肌肉训练 （4）等长收缩运动 （5）抗血栓治疗 （6）扶拐佩戴支具进行足底滚动练习，持续到第 6 周（不得负重！） **提示：**不得进行旋前 / 旋后训练
第 7 天	（1）X 线复查 （2）扶拐佩戴支具下继续足底滚动走步练习，运动练习不受限 （3）指导下完成独立锻炼 （4）台阶训练
第 14 天	去伤口敷料，拆线
第 3 周	X 线复查
第 6 周	（1）X 线复查 （2）拆除下胫腓固定螺丝钉 （3）减少使用或不使用支具和前臂拐杖 （4）增加负重，第 8 周后达到完全负重，可自由活动

14 距骨骨折 / 脱位，手术治疗

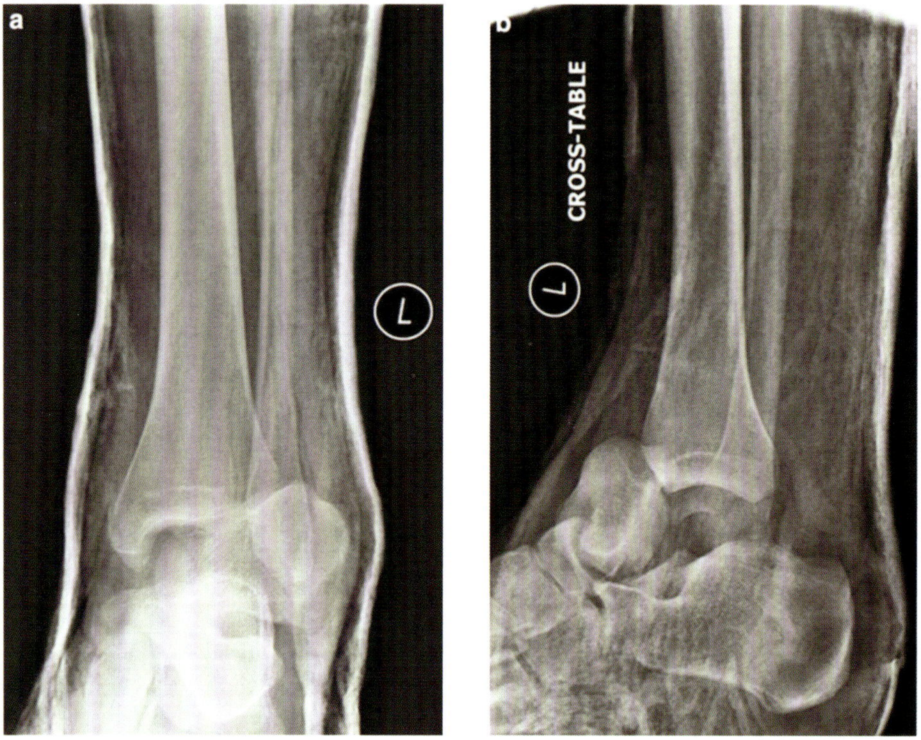

术后时间	措施
术中	小腿用石膏托固定 6 周
第 1 天	（1）前 6 周扶拐减负活动 （2）足趾和膝关节锻炼 （3）等长收缩运动 （4）抗血栓治疗 （5）根据消肿情况在石膏托支持下开始功能性锻炼
第 7 天	X 线复查
第 14 天	去伤口敷料，拆线
第 3 周	X 线复查
第 6 周	（1）X 线复查 （2）减少使用或拆除小腿上使用的石膏托 （3）开始足底着地练习 （4）水中运动疗法（在水中完全负重）
第 9 周	（1）X 线复查 （2）逐渐增加负重，在第 12 周达到完全负重，可自由活动 （3）当行走步态达到稳定时，可减少使用或不使用前臂拐杖

15 Haglund 综合征[1]，手术治疗

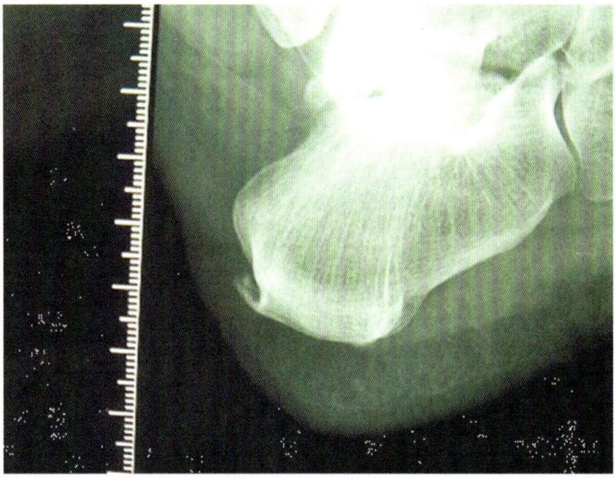

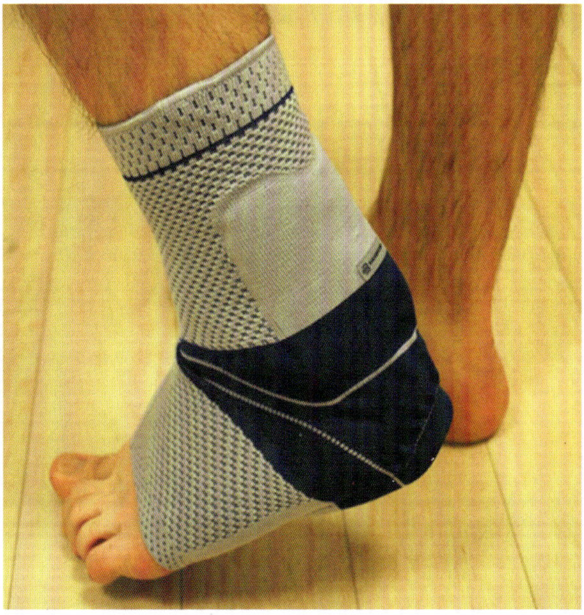

[1] 跟腱下滑囊炎 / 跟骨后上突增生（Haglund 畸形）引起的综合征。

治疗时间	措施
术中	小腿背侧 / 足背用支具固定
第 3 天	（1）在 2 cm 鞋跟的矫形鞋中扶拐足底着地进行早期功能锻炼，前 4 周需在矫形鞋中进行活动 （2）抗血栓治疗 （3）电刺激疗法
第 5 天	开始在矫形鞋中逐渐增加负重至完全负重
第 7 天	（1）穿矫形鞋 （2）开始自行车测力计训练
第 14 天	（1）去伤口敷料，拆线 （2）减少使用或不使用前臂拐杖
第 4~7 周	（1）减少使用或不使用矫形鞋 （2）调整鞋垫，第 7 周前逐步减低鞋跟高度
第 8~12 周	根据疼痛程度和局部诊断结果过渡至负重跑步，至第 12 周起可以进行体育活动

第九章

概论

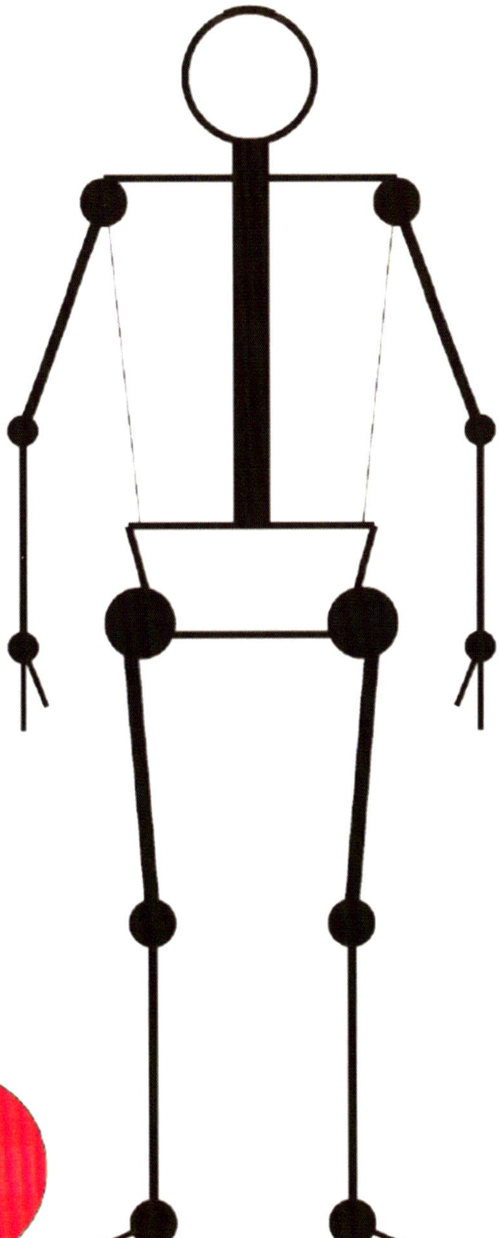

概论

1 深静脉血栓形成预防

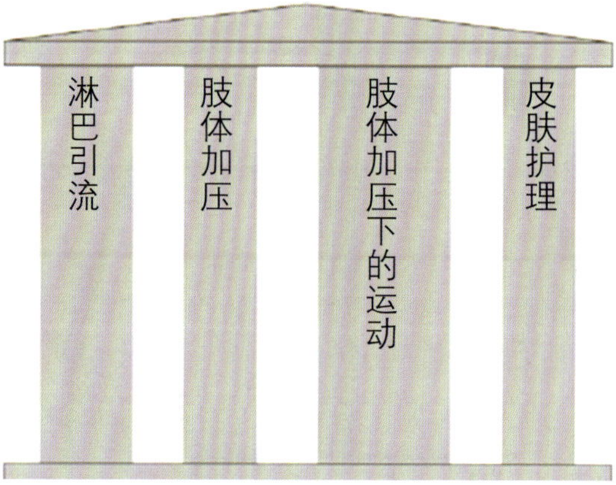

深静脉血栓预防四大支柱

淋巴引流	提高淋巴管系统的运送能力，以便更好地消肿 （抗血栓阶段 + 恢复阶段）
肢体加压	（1）压力绷带包扎的组成部分： ①棉垫，用于衬垫（预防压痛） ②泡沫塑料（压力分散） ③短弹力绷带 ④长弹力绷带，用于固定 （2）对于加压连裤袜，从肢体的远端到近端压力逐渐减弱 **提示：**消除四肢末端的淋巴水肿 （3）穿戴尺码合适的医用加压连裤袜可减轻肢体肿胀，同时防止水肿加重
肢体加压下的运动	通过有针对性的体操提高淋巴运送能力，减轻水肿，例如加强足趾、脚踝的运动，还有游泳、散步、长跑、北欧式行走
皮肤护理	每天检查皮肤，必要时采取相关皮肤护理措施，防止感染 **提示：**丹毒是淋巴水肿的常见并发症

2 血栓形成风险评估

深静脉血栓形成的危险因素

（1）血栓形成倾向：
①有静脉血栓病史
②有先天性 / 继发性凝血倾向者［例如抗磷脂综合征，抗凝血酶，蛋白C/ 蛋白 S 缺乏症，活化蛋白 C 抵抗（APCR）/ FV 因子缺陷，凝血酶原性血栓形成倾向者，等等］
③自发性血栓形成
④有肺栓塞病史
⑤血小板增多症
⑥红细胞增多症

（2）恶性肿瘤患者

（3）妊娠和产后恢复期

（4）年龄较大者（>50 岁；风险随着年龄增长），严重超重（身体质量指数 BMI>30）

（5）性腺激素替代或阻断疗法者（包括避孕药和性激素替代疗法）

（6）慢性静脉功能不全，严重肿胀

（7）严重性全身感染，败血症，血容量不足

（8）心功能不全 3 级和 4 级

（9）肾病综合征

深静脉血栓形成的危险性评级

低度风险	（1）小型或中型手术，创伤极小者 （2）手术时间 < 45 分，在肩、臂和手上的手术，创伤没有造成软组织损伤或损伤小，为便于步行使用石膏绷带，达到完全负重者 （3）手术没有附加风险或者只有极低的附加风险倾向者

（续表）

中度风险	（1）手术时间较长（手术时间 > 45 分），下肢止血 / 直接的静脉创伤 / 神经功能缺失者 （2）下肢关节需要制动，使用石膏固定和包扎者 （3）手术 / 创伤所致的低度血栓形成风险，和伴有附加的血栓形成倾向者
高度风险	（1）腹部和骨盆部位进行较大的手术（> 45分），有恶性肿瘤或炎症疾病者 （2）软组织严重创伤者 （3）多器官损伤，脊柱、骨盆或下肢严重创伤者 （4）脊柱、骨盆、髋关节和膝关节进行较大的手术（> 45 分）者 （5）胸腔、腹腔或盆腔范围内进行较大的手术（> 45 分）者 （6）手术/创伤所致的中度血栓形成风险，和伴有附加的血栓形成倾向者、有血栓形成或肺栓塞病史者

3 静脉血栓栓塞症预防中的注意要点

I	静脉血栓栓塞症（VTE）个体化预防（手术、创伤、固定、倾向、受益 / 风险）
II	妊娠 / 分娩后，在实验室监控下进行风险可承受的 VTE 预防（肝素钠）
III	少年中表达型 / 倾向型的危险因素与成人相同
IV	14 岁以下一般不需要药物预防
V	皮下注射后一般 3~4 小时内人体血浆浓度最高

4 静脉血栓栓塞症预防和脊髓硬膜外麻醉

（建议从开始局麻或拔导管到 VTE 用药之间的时间间隔如下表）

药物	穿刺 / 拔导管前最后一次给药	穿刺 / 拔导管后再次给药
低剂量肝素（UFH）	4 小时	1 小时
低分子量肝素（NMH）	10~12 小时	2~4 小时
达那肝素（Danaparoid*）		
磺达肝素 (Fondaparinux)	20~22 小时 **	2~4 小时
水蛭素（Hirudin）	8~10 小时	2~4 小时

* 尽可能避免，必要时“单点”麻醉

** 当肌酐清除率 < 50 mL/min 时，时间为 36 ~ 42 小时

非择期手术和硬膜外麻醉时，按照皮下注射 5.000 IE UFH 的稳定摄入量，尽早预防静脉血栓栓塞症，在手术前尽可能达到药物给药最大时间间隔。例如 NMH 必须在 UFH 首次服用后 7~9 小时左右使用，以控制风险。

5 肾功能衰竭时血栓栓塞预防

I	**肾功能减弱（> 30 mL/min）** 克赛（Clexane，含依诺肝素）无配伍（抗 Xa 因子活性水平），Fraxiparine（速避凝），也可选择皮下注射 UFH，例如肝磷脂 5000 IE 每日 2 次，皮下注射
II	**严重肾功能不全（< 30 mL/min）** 用克赛30（Clexane30，0.3 mL）取代克赛40（Clexane 40）皮下注射（0.4 mL）+ 抗Xa因子（活性）峰值，Fraxiparine（速避凝），也可选择皮下注射UFH
III	**完全肾功能不全** 当肾没有透析能力时，皮下注射 UFH，每日 2 次，在持续性不卧床腹膜透析（CAPD）情况下，皮下注射 UFH，每日 2 次
IV	**移植后** 根据肌酐清除率选择皮下注射 UFH 或者克赛（Clexane，含依诺肝素）

第十章

常见问题解答

骨科围手术期和康复常见问题解答

1. 手术前，医生做什么可以的缓解病人的压力，使病人积极配合手术？

答：人与生俱来对未知充满恐惧心理，如果医生能够对病人耐心、详尽地解释病情和治疗计划，对治疗后效果有一定的承诺（当前的医患关系使得正规的医生不敢轻易做出承诺），那么病人面对的就不是未知的，内心就会踏实很多。

健康时，我们对健康不以为然，有时甚至无意识地认为这是理所当然的；但失去健康成为病人时，则对健康极度地渴望，因此对治疗、对手术寄予莫大的期望。因此医生要热爱自己的职业，兢兢业业，对待自己的专业要精益求精，才有能力不辜负病人的期望。建议社会和管理部门多为医生的学习和追求进步创造条件，缓和医患关系的紧张度。

2. 骨折的治疗目标是让骨折愈合吗？

答：对，但也可以说不对。

如果说对，骨折愈合只是低层次的治疗目标，或者说是治疗目标的一部分。在现在的医疗中，一个合格的骨科医生在治疗骨折时，其真正的，或者说终极的治疗目标是让骨折的肢体达到功能的完全康复，而不仅仅是骨折的愈合。

如果只把骨折愈合作为骨折治疗的目的，比如骨折复位后用石膏外固定患肢，等几个月后骨折愈合了，可被固定的关节发生僵硬，软骨退化变性，肌肉也发生废用性萎缩，骨头也出现废用性骨质疏松等情况，即发生了骨折病。患者去掉石膏后，再开始艰难的功能康复，有时候僵硬的关节再也无法恢复到以前的活动度，而留下残疾。这就是为什么现在骨折治疗的手段多采用手术，目的就是让骨折愈合与肢体的功能恢复同步进行，避免骨折病的发生。

3. 骨科手术治疗的最终目的是什么?

答：骨科是针对四肢及脊柱这些属于运动系统的器官的伤病的学科，仅仅做到骨折愈合、脱位关节的复位、断裂韧带肌腱的修复等这些基本的治疗远远不够。受伤肢体要恢复运动功能，恢复日常生活能力，重返以前的工作和运动才是骨科治疗的最终目标，医生和患者都要牢记这一目标。

4. 骨科手术后的康复治疗内容有哪些?

答：骨科手术后的康复过程和内容包括如下几个方面：

（1）恢复关节活动度和柔韧性。伤病和随后的手术治疗，都会对肢体相关的组织造成损伤，有疼痛和软组织肿胀等反应。还有，手术后软组织愈合也需要一定程度的保护。因此，手术部位及附近的关节活动在一定时期受到一定程度的限制，需要逐渐活动锻炼才能恢复以前的柔韧性和活动度。

（2）恢复肌肉力量和容积。伤后和术后的早期，由于疼痛比较严重，肢体会保护性地抑制肌肉收缩，肌肉会迅速萎缩。在疼痛能够忍受的范围内，在手术的组织允许的情况下，应该尽早进行肌肉收缩和训练，以恢复肌肉力量和容积。

（3）恢复受伤肢体的本体感觉和动作控制功能。在伤病和手术后，肢体会失去本体感觉功能，神经对肌肉的控制力也会有不同程度上的丢失，需要耐心的训练才能恢复。

（4）克服一些可能伴随而来的并发症。除了疼痛之外，在功能康复锻炼的过程中不会一帆风顺，必然会发生一些意外情况，使得康复过程起伏、曲折，这些都需要处理。

下肢功能相对简单一些，如坐、立、行、跑等功能，上肢尤其是手功能复杂，可以做精细的操作，在大脑的指挥下，我们的双手创造了辉煌的人类文明。如果是上肢尤其手发生损伤，手术后要想恢复到受伤前的水平，对医生具有非常大的挑战性，有时甚至是不可能完成的任务。

5. 骨科手术后，为达到最好的功能恢复，需要具备哪些条件？

答：在先进、正规的医疗体系中，康复理论先进、治疗步骤和方法合理，在医保和机构配备上能够保证手术后患者得到专业的康复。还有一个有利条件是康复治疗师和主刀的医生互动密切：主刀医生根据手术中的情况来指导康复治疗师的康复治疗进程，康复治疗师在给患者康复治疗的过程中遇到问题时，及时跟主刀医生联系，听取下一步的处理意见和建议。

6. 骨折手术后如果康复治疗做得不好，会有什么后果？

答：如果康复治疗做得不好，意味着康复不足或康复过度，后果常常是骨折延迟愈合或不愈合了，关节僵硬、肌肉萎缩、异位骨化等，肢体功能严重障碍，甚至有的病例还留下残疾。

7. 什么时候开始专业的康复治疗比较好？

答：专业的康复治疗师介入越早越好，最好是术前就进行正规的康复。现在临床上术后康复治疗比较晚，往往是从骨科出院后再寻求专业康复，因为大多数医院的骨科和康复科是两个独立科室，平时独立行医。最好是骨科医生和康复治疗师合作，骨科医生告诉康复治疗师患者的手术情况、康复的进度和时间框架、注意事项，康复治疗师在康复的过程中也应该把患者的康复进程随时与手术医生交流。

8. 术后康复治疗师过早介入会不会影响骨折愈合？

答：医生和患者不必担心早期康复锻炼可能会影响骨折的固定，对愈合不利。如果手术医生和康复治疗师之间密切合作，康复进程合适，可以避免康复锻炼对患者骨折稳定性的影响，反而可以促进骨折愈合。

9. 术后患者可以自己做康复吗？

答：患者在伤病后和手术后重返健康之旅异常艰辛崎岖，需要在“正确的地点、正确的时间，进行正确的治疗”，术后需要漫长、专业的康复，也需要患者自己全身心的投入、配合，最后要知道前面所有条件都满足后也不一定能够100%恢复以前的功能。如果不具备康复条件，只能术后在医生、康复治疗师指导下自己做康复，如果有条件最好是寻求专业康复治疗。

康复医学除了本身是一门独立学科外，还涉及如解剖学、生理学、运动医学、生物力学等其他多学科，使用机械力、声、光、电、磁场、水、冷、热等各种手段。每个损伤手术治疗后，成功的康复需要康复治疗师用精深的理论为基础，并与手术医生沟通、精细观察、评估判断后，制订、形成康复方案，方案在实施过程中根据情况随时调整，物理治疗师和场地、器材也需要满足一定的条件。成功的手术加上高水平的康复，理论上可以让一个膝关节重要韧带断裂的运动员重返运动巅峰状态，如果康复没有做好，即使手术做得好也可能留下功能障碍。

10. 要想做到完全或者接近完全的康复，需要满足什么条件？

答：（1）伤病的严重程度没有超过当前医学的能力范畴。这一点很容易理解，如果肢体损伤到医生无力回天的程度，甚至已经危及生命，保住肢体存活已经不可能，谈完全康复更是不现实的。骨科医生治疗患者的顺序是首先保命，挽救生命是第一位；其次是挽救肢体；接下来是尽力保留功能；最后是达到美观。

（2）及时到医院救治很重要。病情瞬息万变，很多伤病的治疗都有时效性。

（3）医院和医生的技术能力。一个医院的综合实力和每个科室及医生的技术能力，直接决定了诊断和治疗水平。

（4）患者的接受能力和依从性。如果患者肢体的伤病程度在可以医治的范围内，又被及时送到了有能力医治的医院，也需要患者或者家属能接受医院的治疗方案，严格执行医嘱，配合医生和康复治疗师的治疗。

（5）合理的康复治疗。目前很多时候由于康复场地和人员配备不足，明显制约术后康复治疗的作用。

人在受伤或手术后，成功康复的前提条件是损伤或手术后的组织达到理想的愈合。因此，制订康复计划以及参与康复的所有人员包括患者，都应该知道人体在损伤或手术后，这些受伤组织是怎么修复而完成愈合的。

11. 手术后伤口肿胀和发热正常吗？

答：创伤后或者手术后，伤口周围都会有皮肤发红、肿胀、发热、疼痛和功能障碍，可以冰敷缓解疼痛、减轻肿胀。如果肿胀和发热程度重、时间长，要去医院复查，要排除感染的可能。

12. 术后要打消炎针吗？如果需要，多长时间合适？

答：创伤后或者手术后，人体的内部会发生局部反应，即炎症。炎症本身是机体的正常反应，有利于手术组织的修复，正常情况下 3～5 天逐渐消退。但是如果炎症反应强烈、广泛，则会不利于修复。一般人常说的消炎药是指抗生素，原则上无菌手术后，预防性抗生素不常规使用，只有在人工关节置换、钢板/髓内钉内固定有植入物情况下使用，严格控制时间；开放性损伤或者污染手术，手术后预防性应用抗生素。

13. 术后发烧正常吗？

答：创伤后或者手术后，人体内部也会发生反应，包括体温反应、免疫功能变化、代谢变化、神经内分泌系统变化。所以，手术后发烧是正常的，但是一般不会超过 38℃，持续时间一般在 3~5 天。如果温度过高、持续时间长或者体温正常后又升高就要引起重视，需要及时跟医生沟通，找出发烧原因，尤其要排除感染。

14. 影响手术后组织愈合的因素有哪些？

答：影响手术后组织的愈合有很多因素，包括：

（1）损伤程度。

（2）治疗是否及时以及治疗是否正确、合理。

（3）营养。

（4）水肿。

（5）血液循环障碍。

（6）局部制动。它是一把双刃剑——既能保护组织利于愈合，也因为减少刺激而影响愈合组织的成熟和塑形。

（7）异物存留或失活组织过多。

（8）感染，会对损伤组织的愈合造成灾难性的影响。

（9）消炎止痛药，适当应用可以减轻症状让患者不那么难受。

（10）年龄。

（11）激素。

（12）致伤因子是否解除，工作或运动训练比赛是否合理，是否会造成反复受伤。

（13）手术后恢复状态，是否没有完全恢复又再次损伤。

（14）康复治疗和指导是否及时、正确。

（15）是否合并别的病症和并发症（如肌肉萎缩、关节僵硬等骨折病，抑郁、肺炎、压疮、泌尿系统感染等）。

（16）其他影响愈合的因素。如不同组织的愈合能力和时间差异，患者对康复指导接受的程度和依从性。

15. 术后伤口疼痛能忍就忍吗?

答: 术后镇痛很重要，不是能忍就忍。术后疼痛是一种急性疼痛，是困扰外科手术病人的一个严重问题。据统计，75% 手术病人有比较明显的术后疼痛。以往对术后疼痛的处理未能引起医护人员的足够重视，病人也往往将术后切口疼痛视为术后一种不可避免的经历。随着现代医疗、护理观念的进步，术后急性疼痛引起了医务人员的高度重视，临床上已将术后镇痛视为提高病人安全性、促进病人术后早日康复的重要环节。

每位病人术后疼痛程度并不一样，疼痛的强度和损伤程度之间并不是正相关，小的损伤也有可能导致剧烈的疼痛，反之亦然。

对于成年人来说，轻微的疼痛不足挂齿。但是，手术后的疼痛是实实在在的，随着麻醉的消退，疼痛也逐渐加重，是真正的“切肤之痛”，尤其是术后几天疼痛剧烈，难以忍受，让人无法安心休息、睡眠。疼痛会加重病人得病后不愉快的心情，如果再连续几天休息不好，烦躁的情绪有时更难以排解，因此需要重视术后镇痛。

16. 听说镇痛泵不管用，是这样吗?

答: 手术后病人抱怨镇痛泵无效，是因为即使在手术后使用了镇痛泵，多数人仍然会感受到不同程度的疼痛，还需要配合其他止痛药物。其实镇痛泵确实是有效的，只是单纯使用镇痛泵不足以达到完全无痛的状态罢了，如果没有镇痛泵会更加疼痛。

在临床工作中，很多错误观念需要检讨和改变。例如大多数医生和病人都认为手术后疼痛是必然的，病人不要那么娇气，忍一忍就行了；有时候为了给病人节省费用，建议病人术后不用镇痛泵，这是非常错误的观点。

17. 吃止痛药会影响伤口愈合吗？

答：有些病人认为服用镇痛药物不利于伤口愈合。要打消这些顾虑，要知道，术后急性疼痛对术后恢复期的病人是十分不利的。

18. 疼痛对病人有哪些影响和危害？

答：术后疼痛对人体的影响是全方位、多方面的：

（1）对心血管系统的影响。可以引起体内一些活性物质的释放，这些物质将直接作用于心肌和血管平滑肌，可导致术后病人血压升高、心律失常、心肌缺血和体内水钠潴留，甚至引起心力衰竭。

（2）对呼吸系统的影响。可促使病人术后发生肺不张、功能残气量明显减少、刺激每分通气量代偿性增加，长时间的呼吸做功增加可能导致呼吸功能衰竭。

（3）术后疼痛对内分泌功能的影响。可导致高血糖、蛋白质和脂质分解代谢增强，也使得术后病人发生负氮平衡，不利于机体的康复。还使得机体潴钠排钾，从而影响体液和电解质的重吸收，这亦可引起外周和肺血管外体液的增加。

（4）对胃肠道的影响。病人术后出现胃肠绞痛、腹胀、恶心、呕吐等不良反应。

（5）对泌尿系统的影响。膀胱平滑肌张力下降导致术后病人尿潴留，增加泌尿系统感染。

（6）对机体免疫机制的影响。使得术后病人抵抗力减弱，增加术后感染和其他并发症的发生。

（7）对机体凝血机制的影响。人体处于一种高凝状态，甚至可能引起血栓形成，造成心脏或脑血管意外等。

（8）术后疼痛可使手术部位的肌张力增加。不利于术后病人早期下床活动，影响肢体功能的恢复。

（9）病人出现失眠、焦虑，甚至产生无助的感觉。这种心理因素也会延缓病人术后的康复进程。

术后镇痛不仅能减轻病人手术后的痛苦，而且利于提高病人自身防止围手术期并发症的能力，有利于病人术后的恢复。因此，为提高手术后病人的安全性和舒适度，应该在临床中常规开展术后镇痛。医生在病人术后的止痛方面应该尽量做到充分，如果镇痛泵不能有效止痛，要使用其他方法辅助镇痛，如注射止痛药或口服止痛药。

19. 术后疼痛到底该怎么处理?

答: 如果把疼痛级别由轻到重用 0~10 的数字表示，当疼痛程度 <5 时，可以选用非药物性止痛方式，如可以选择分散病人注意力，教病人心理和肌肉放松方法，或应用热敷、冰敷等方法止痛，必要时使用止痛药；当疼痛程度 >6 时，应该使用止痛药。

使疼痛处理由被动逐步变为主动，不要等疼痛剧烈才处理。如给伤口换药时，在换药前即使无痛，也应先用药，待止痛药物发挥作用时再进行换药操作。对于预估术后疼痛较剧烈的病人，在麻醉药物作用未完全消失前，应该做预防给药。

术后中、重度疼痛的病人口服镇痛药物，因为口服给药起效慢，需要病人有正常的胃肠道功能。肌内注射镇痛药物起效快、易于迅速产生药峰浓度，肌内注射的缺点在于药物剂量难以个体化。单次间断静脉注射镇痛药物时，血浆药物浓度易于维持恒定，起效迅速，由于药物在体内快速重新分布，单次静脉注射作用时间较短，需反复给药。连续静脉输注则节约人力，血药浓度也很少波动。

病人自控镇痛给药系统即镇痛泵。镇痛泵借助了电脑技术发挥连续给药的优点，病人根据自己疼痛程度，酌情按压镇痛泵的键钮，即可自行注射一定剂量的镇痛药物，以达到镇痛的目的。与传统的给药方式相较，镇痛泵的优点包括镇痛效果好、用药总量少、不易过量、较少引起夜间病人的呼吸抑制、有利于术后病人全身情况的恢复。还简化了镇痛给药途径，病人可根据自己的疼痛程度调整镇痛泵的给药剂量，从而使病人有一种主动参与感，提高了镇痛治疗的敏感性和临床效果。

物理疗法是利用各种物理能量作用于机体和某些致痛因子，通过神经反射作用和体液系统的调节作用，结果使致痛的化学介质迅速排出，因而减轻或消除疼痛。

疼痛处理好了，会让病人感觉好一些，减少负面情绪的影响，有利于其术后的功能康复锻炼，加快其功能的恢复。

20. 应该怎么样关心病人的心理问题？

答： 目前，在一般的骨科病房，医务人员包括医生、护士，个别医院还会有康复治疗师，这些临床工作者各司其职，忙得热火朝天。而病人的心理问题却很少有专业人员过问。病人伤病后的焦虑和沮丧、术前对手术的顾虑、术后想知道手术的情况、预后以及住院的苦闷等，这些心理问题又是实实在在的。

简单可行的措施有：医护人员介绍手术室、手术的大致过程、手术后的情况，使病人熟悉医院的环境和手术前后环境的变化。对治疗方案的了解和参与讨论有助于病人减轻恐惧和焦虑情绪。其他的心理治疗包括训练病人自我放松，如放松躯体和精神、做深呼吸和肌肉松弛训练等。

2014 年波士顿麻省总医院 David Ring 医生研究发现，在骨折发生后的 1~2 个月如果出现抑郁、灾难性思维（往坏处想的倾向）、疼痛焦虑和创伤后应激障碍，则预示着该患者在 5~8 个月后可能会有慢性疼痛和功能障碍。这提醒医生急性骨关节损伤后的 1~2 个月是机遇窗口期，在此期间进行心理干预，可以减少慢性疼痛和功能障碍的发生。

养病期间，一个人独处的孤独、郁闷的心情、病情的起伏、康复过程的波折、对功能康复预后的担心，还有生活上的经济压力等，都会让患者感到不上班在家养病并不是一件轻松的活儿。虽然现在以家人和亲朋好友、工作单位的支持、安慰为主，但这是远远不够的，值得重视和改进。

21. 手术部位的感染有什么危害？

答： 骨科手术后最怕感染。如果手术部位发生感染，会使得病情雪上加霜：本来预计好的康复步骤、进程被迫终止，可能预期的几个月后康复，重返正常生活和工作变得遥不可期；极少数幸运者的感染是表浅的，经过简单的处理治愈感染，损失的只是一些时间，对最后的功能康复影响不大；大部分术后感染的病例都需要再次手术治疗，其中部分相对幸运的患者经过一次手术和后续的药物治疗就可以治好感染，而有些患者需要经过多次手术，辗转多家医院，感染迁延不愈，对患者身心打击巨大，感染加上原有的伤病使得病情非常复杂棘手，这个患肢的功能多数情况下都无法完全恢复；还有一部分是低毒力细菌造成的感染，手术后早期还没有明显的感染表现，但是骨折不容易愈合，肢体功能恢复欠佳，在身体抵抗力下降时，感染则会加重，从隐匿的状态转变成明显的发作。

22. 如何预防手术部位感染?

答：手术后感染是一个灾难性事件，因此预防感染是围手术期治疗和护理的一项主要内容，预防措施有以下几个方面可以借鉴：

（1）受伤后早期处理很重要。用清洁的衣物敷料包扎，适当制动保护受伤的部位防止损伤加重，尽快送往医院治疗。

（2）手术适应证的选择要合适。做手术就有感染的可能，能不做手术的病例尽量不要做手术；手术的禁忌证也要严格掌握，如果是择期手术，要在禁忌证得到控制后再安排手术，比如糖尿病人的血糖要控制在 8 mmol/L 以下，准备做人工关节置换的病人局部皮肤条件要好、远离手术区的其他部位也没有感染灶；合并有贫血、营养不良和其他影响手术疾病的病人要经过相应治疗，调理准备充分了再安排手术。

（3）手术的时机也需要医生和家属把握好。如果是急性损伤的病人，多数情况下尽早手术不但有利于功能康复，还可以预防很多并发症；并不是所有的手术都越早做越好，例如足踝部受伤后肿胀严重，要等到肿胀消退再做最后的治疗性手术。

（4）手术过程中医生和护士以及其他手术相关人员，在手术的整个过程当中要严格遵守无菌技术操作。平时要注意习惯养成和训练，手术中相互提醒、监督。尤其要注意内植物的消毒，严格把关，因为骨科手术经常需要把钢板、螺钉、髓内钉、人工关节、植骨材料等放入体内，其中有很多是有消毒包装的，在打开包装前要检查包装是否有破损、是否过期等情况。

（5）手术后对切口皮肤的护理，保持手术部位引流的通畅，及时更换敷料，围手术期合理使用预防性抗生素都是必要的措施。病人的配合也很重要，如按时休息不熬夜、饮食营养充分、不吸烟等，以增强自身的免疫力。

如果万一不幸发生了感染，早期发现、诊断和早期合理治疗很重要，也需要病人配合医生治疗。

23. 有什么方法可以加速康复吗?

答： 身体的组织愈合时间是一定的，如同十月怀胎一样不能超越自然规律。但是，康复方法正确、合适、适时，避免不过度康复训练和不积极康复两个极端。能够做到不走错路、弯路、回头路，就已经是捷径了。比如购买专业的康复服务和指导、患者自己积极配合。

24. 在康复的过程中，如何避免不过度和不积极康复训练两个极端?

答： 在康复的过程中，有的人为快速康复早日重返工作岗位而过度康复训练。如果训练完成后虽经过冰敷和休息，仍出现疼痛、肿胀、关节活动度下降等情况，继而影响第二天的康复训练就是康复训练过度了，严重时甚至会发生修复的组织再断裂、内固定钢板髓内钉断裂；也有的患者因为害怕疼痛，担心修复的组织或者内固定物断裂而出现不敢、不积极康复训练的心理也是要克服的，及时与康复治疗师交流说出自己的担心和身体对康复的反应，康复治疗师予以耐心解释以及必要时调整康复方案和进程，有助于解除患者的担心和害怕，使其能顺利康复。

25. 什么是物理疗法、运动疗法和理疗?

答： 应用力、电、光、磁、声、水和温度等物理学因素来治疗疾病的方法叫作物理疗法（physical therapy，PT）。其中以徒手及应用器械进行运动训练来治疗伤病，恢复或者改善功能障碍的方法叫作运动疗法，是主动性的康复治疗技术；应用电、光、磁、声和冷热等物理学因素来治疗伤病，促进恢复的方法叫作理疗，是被动性的康复治疗技术。

26. 什么是 PNF？

答： PNF 是一种运动康复技术，即本体感觉神经肌肉促进技术，是 proprioceptive neuromuscular facilitation 的首字母缩写，通过手法训练引起运动单位最大程度的兴奋，改善运动功能。

27. 什么叫主动活动和被动活动?

答： 活动的种类很多，按照渐近的顺序可以做如下分类：

（1）被动关节活动度（PROM），是患者不动，由康复治疗师徒手或者借助器械对患者进行的治疗活动。

（2）主动辅助活动或者助力关节活动度（AAROM），由康复治疗师帮助或者借助器械的情况下，对患者通过主动的肌肉收缩来完成的运动。

（3）主动关节活动度（AROM），不借助外力也无阻力的情况下，由患者自己主动完成的动作。

（4）抗阻活动，在康复治疗师用手或者借助器械对人体施加阻力的情况下，由患者主动对抗阻力完成的运动。

28. 关节松动术是什么?

答： 关节松动术是治疗关节功能障碍，如僵硬、关节活动范围受限和疼痛的一种康复治疗技术。以生理运动和附属运动作为治疗手段，澳大利亚的 Maitland 对此技术贡献很大，故也称作“麦特兰德”手法。

29. 什么是等长运动 / 等长收缩?

答： 肌肉收缩时，没有可见的肌肉收缩动作和关节运动，但是肌肉产生了相当大的张力，是增强肌力的最有效方法。

30. 什么是向心收缩和离心收缩?

答： 肌肉向心收缩是肌肉用力时，张力不变、长度缩短；离心收缩是肌肉用力时，张力不变、长度伸长。例如用手拿哑铃拉向身体，肱二头肌是向心收缩而肱三头肌是离心收缩。肌肉向心收缩可以训练关节的承受力量与神经肌肉系统，训练的是肌肉反应与爆发力；而离心收缩则是真正增强了肌肉承受重量的能力，包括肌力与肌耐力。

31. 各种组织损伤的愈合特点是怎样的?

答: 软骨,愈合能力差,除一般的愈合影响因素外,愈合还和软骨种类、损伤程度类型、关节稳定性、肢体力线恢复情况、是否存在继续损伤情况有关。

韧带,是关节周围、加强关节稳定性的一类结缔组织。损伤可以分为三种程度,损伤程度状况直接影响愈合过程。如果是完全断裂,手术缝合比不手术愈合得好。制动时间需要合理把握,既要保护愈合,又要给予刺激力量使愈合好、有强度。

肌腱,是连接肌肉和骨骼的一类组织,成分和韧带类似。分为急性损伤和慢性、反复应力性损伤。

骨骼,愈合能力强,能否愈合以及愈合时间与骨折类型、部位、损伤的严重程度、复位情况和固定的牢固程度以及是否感染等有关。愈合分为三期:血肿期、骨痂期和塑形期。

肌肉,50% 以上的运动损伤是肌肉拉伤,完全性肌肉断裂的愈合不能恢复肌肉的连续性,只能通过瘢痕连接肌肉断端。

神经,中枢神经无法再生,周围神经损伤后可以再生修复,修复的方式不是连接而是生长,所以速度缓慢。

皮肤,可以分成几个层次,损伤的深度和大小是愈合的直接影响因素。

32. 康复完成后,重返工作岗位或者运动场,怎么样避免再次发生损伤?

答: 重返工作岗位或者运动场,再次发生损伤并不少见。避免的方法有几个方面:不要过早返回工作岗位或者运动场,一定要经过医生或者康复治疗师的评估后,经过允许才能工作或者运动;工作或者运动强度逐渐增加,经过一段恢复性的工作或运动过程再到受伤前的强度;前一次受伤的原因没有纠正,如体能不足、错误的动作模式没有纠正、运动技术不好、过度劳累、恢复性训练不够等,都可能造成再次损伤,应尽力避免。

后记

似乎骨科医生在多年的临床工作中，都会逐渐经历这样几个境界：

1. 经过多年骨科专业知识和技能的学习，首先成为一名医生，可以通过手术治疗一些骨关节伤病。

2. 缩小专业视野，专注骨科的一个领域，在某一亚专业领域成为专家。

3. 扩大学习的视野，知道通过手术如何治疗一些骨关节伤病，更关注于如何帮助患者最大程度的恢复肢体功能。

4. 最后成为一个治愈者，手术刀不是唯一的治病工具，有很多方法帮助患者恢复肢体功能。

在这个渐近的成熟过程中，骨科医生越来越认识到物理康复的重要性。作为在临床一线工作的骨科医生，我非常重视康复知识和理论的学习，很高兴能够和国内外同行编写这样一部骨科康复指南。希望对年轻的医生、康复治疗师和患者提供一些帮助。

编写的过程也是学习尤其是跨界学习和思考的过程，对骨科医生有了新的认识。对编写的难度存在严重的预估不足，因为虽然可以用英语无障碍交流，但是德国同行提供的资料是德文，我身边又缺乏审校的中文翻译，加之国内外从医人员的习惯和人文环境也存在巨大的差异。本书的不足以及阅读过程中存在的一些疑惑，希望读者反馈给编者，编者也很愿意为你答疑解惑，以便再版时更好地补充和改进。

在此，我要特别感谢广州出版社的编辑，感谢他们在本书编写过程中给予的鼓励和督促；感谢余斌主任在本书编写中给予的指导和支持；感谢 AllyCare 团队给予的技术支持；感谢太太和儿子，是他们的理解和全力支持使我能够专心写作。

更要感谢我的病友，他们对恢复健康的渴望给我的工作和不断进步提供了无穷的动力！

朱立军

2018 年 9 月于广州